この不調、ぜんぶ更年期のせいだったの!?

清永真理子 著

東京女子医科大学附属
東洋医学研究所所長・教授
木村容子 解説

三笠書房

はじめに

「最近なんだか調子が悪くてスッキリしない」

「前より疲れがとれにくくなった気がする」

「夜中に何度も目が覚めてしまう」

そんなふうに感じることはありませんか？

その不調、もしかしたら更年期のせいかもしれません。


はじめまして。私は Life for me プロデューサーの清永真理子（きよまり）と申します。講座や企業研修を通じて、女性が更年期をきっかけに「自分らしい人生」を過ごすためのサポートをしています。

あなたは更年期についてどんなイメージをもっていますか？

更年期については早い人で30代くらいから、40代になるとほとんどの方が意識し始めるようです。最近は、女性の閉経や更年期不調について書かれた雑誌、医師や専門家によるセミナーなども増えてきましたが、まだまだオープンに語りにくい風潮があるように感じています。

そのため、実際に不調を感じるようになっても、誰にも相談できず人知れず悩んだり苦しんだりしている方も少なくありません。

私自身も更年期の不調に悩み、翻弄《ほんろう》された時期を過ごしました。

47歳になった頃から小さな不調を感じ始め、気がついたときには大きな更年期の不調の波にのみ込まれていました。

48歳から4年間、30を超える不定愁訴《ふていしゅうそ》に悩まされ、15の病院をめぐりましたが、どこに行っても何をしても改善しない日々。病気とは無縁でいつも元気だった私が、こんなにも自分の身体に振り回されるとは思ってもいませんでした。

そこから更年期について学び、現在はサポートする立場となって多くの女性たちと接していますが、その中で感じるのは、更年期不調のために自分らしく生きられないと感じている女性が想像以上に多いということ。でも、キャリア、家庭、趣味など、仕事もプライベートも充実した日々を過ごしていた女性が、更年期に翻弄され自信を失ってしまうのは、本当にもったいないことだと思うのです。

では、なぜ多くの女性が更年期に翻弄されてしまうのか。

それには、理由が二つあります。

一つ目は、更年期の不調は不定愁訴が多く、200〜300種類もあるため、本人が気づきにくいことです。症状や重さも人それぞれで、「仕事のストレスかな」「ほかの原因かも」と考え、そのまま見過ごしてしまいやすいのです。

二つ目は、更年期だと気づいても、セルフケアを含めて必要な対処法が知られていないことです。「年齢のせいだから我慢するしかない」「病院に行くほどでもない」と考えて放置してしまう人も多いのが現状。そのため、症状が悪化してしまう人もいます。

もしかしたら、いま本書を手にとってくださっているあなたも、

「あれ？　最近の私、なんか不調。もしかして更年期？」
「病院に行ったほうがいいのかな。でも、まだ早いんじゃないかな」
と感じているのではないでしょうか。

本書では、そんな方々に向けて、更年期とは何か、どんな症状があるのか、そして、どう対処すればいいのかをお伝えします。

そして、更年期というゆらぎの時期をうまく過ごせるようになるとどんなにいいことが待っているのか、リアルな実体験と学びを通して知っていただけたらと思っています。

この本が、多くの女性にとって自分自身の身体と向き合うきっかけになると同時に、すべての女性が通過する更年期の時期をうまく乗りこなし、自分らしくご機嫌に過ごすための一助となれば幸いです。

清永　真理子（きよまり）

目次

第1章

何かがおかしい？　気づけばいつも調子が悪い

第2章

いよいよ来たか更年期！予想もできない不調のオンパレード

第3章

信じられない、なんとかしなきゃ！始まった治療行脚《あんぎゃ》

第4章

いまの自分を受け入れたら、ようやく光が見えてきた！

第5章

更年期のこと、知っていたら怖くない、振り回されない！

第6章

ふしぎ、ラクになってきた！ 更年期不調、身体の対処法

第7章

なんだか自信もわいてきた！
更年期不調、心の対処法

エピローグ

漫画　ヤマサキミノリ
編集協力　本藤三和子
DTP作成　有限会社マーリンクレイン

第1章

何かがおかしい？ 気づけばいつも調子が悪い

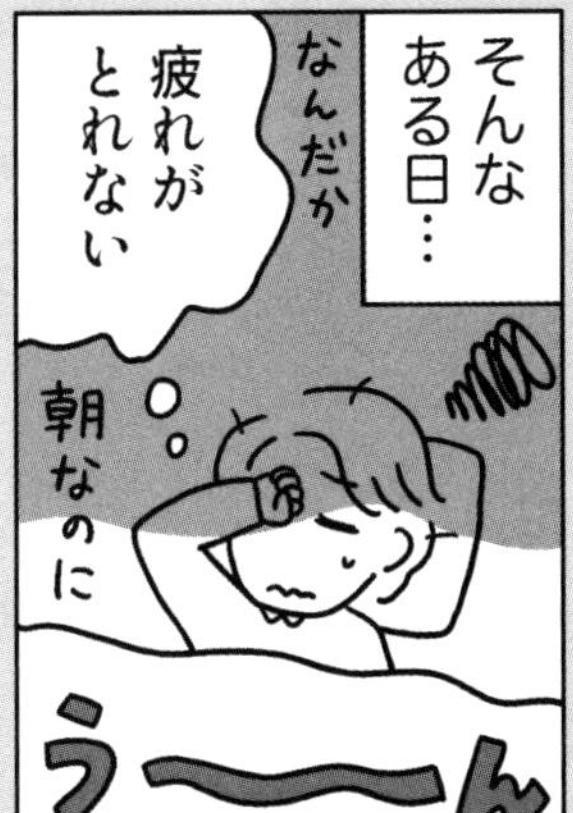

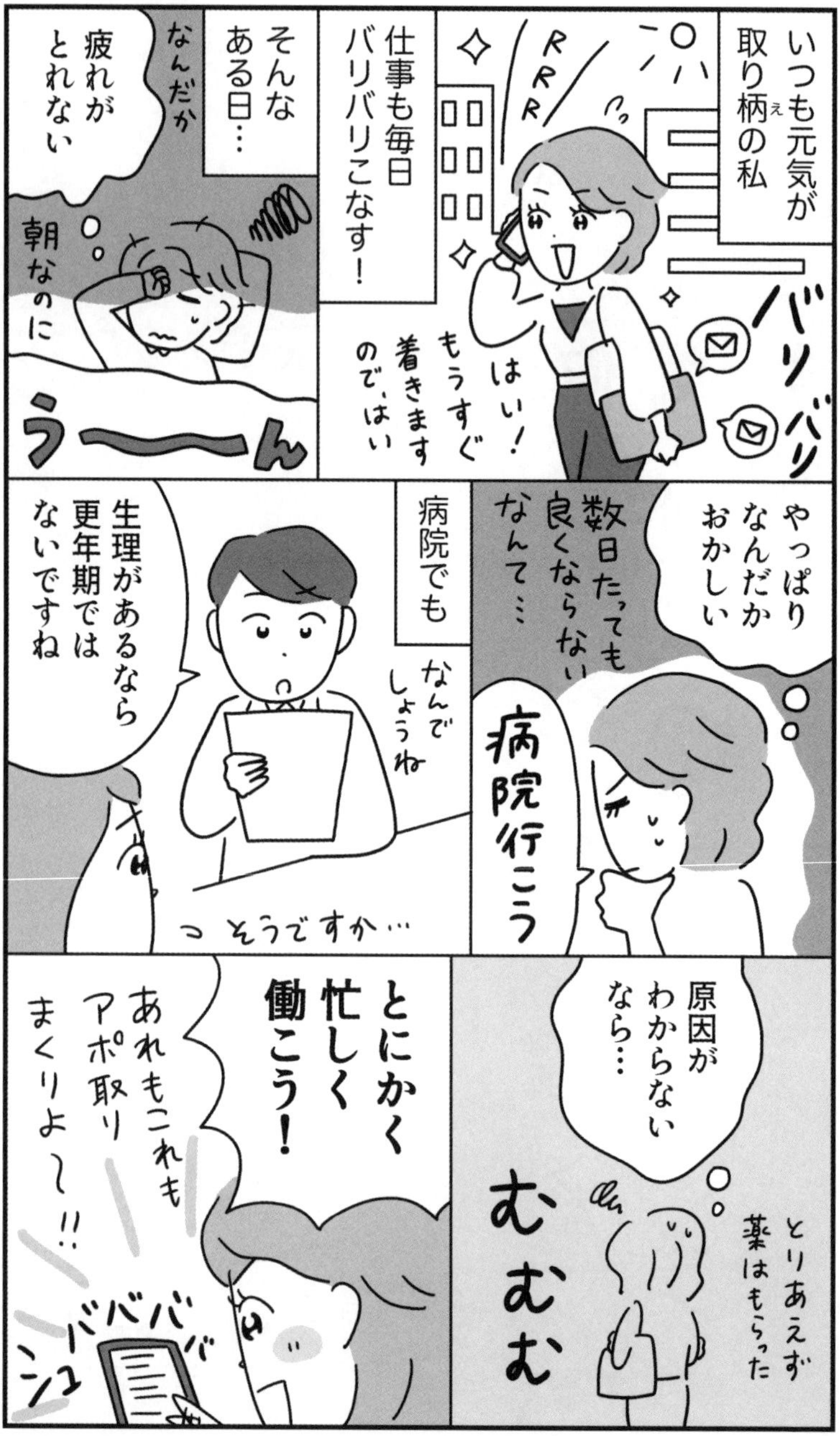

いつも元気が取り柄《え》の私
RRR
バリバリ
仕事も毎日バリバリこなす！
はい！もうすぐ着きますので、はい
そんなある日…
なんだか疲れがとれない
朝なのに
う〜〜ん
やっぱりなんだかおかしい
数日たっても良くならないなんて…
病院行こう
病院でも
なんでしょうね
生理があるなら更年期ではないですね
そうですか…
原因がわからないなら…
とりあえず薬はもらった
むむむ
とにかく忙しく働こう！
あれもこれもアポ取りまくりよ〜!!
バババババ
シュ

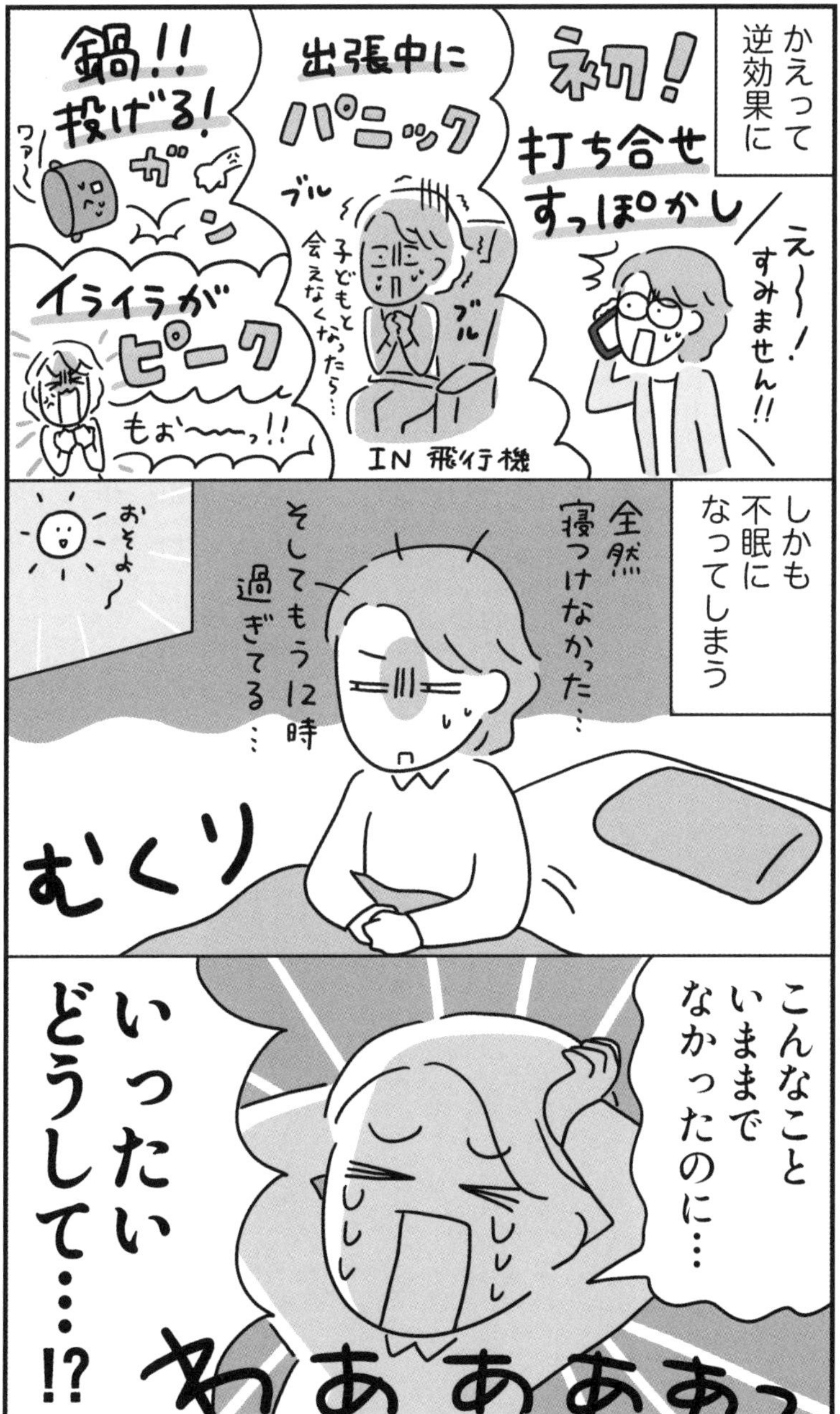
かえって逆効果に
ネタ！打ち合せすっぽかし
え〜！すみません!!
出張中にパニック
ブル
子どもと会えなくなったら…
ブル
IN 飛行機
鍋!!投げる!
ワァ〜
ガン
イライラがピーク
もぉ〜〜っ!!
しかも不眠になってしまう
全然寝つけなかった…
そしてもう12時過ぎてる…
おそよ〜
むくり
こんなこといままでなかったのに…
いったいどうして…!?
やぁあああああっ

なんだか疲れる、眠れない……
不調は、ある日突然に

「いつも元気ですよねえ」

更年期の不調を感じる前の私は、周囲からよくこんなふうに言われていました。

新卒でリクルートに入社してから23年、朝から夜遅くまで、時には休日も働くような生活を送っていた私。その後、夫の海外赴任をきっかけに退社。会社員時代から日本酒のPR活動をしていたご縁で、本格的にその仕事に携わるようになりました。

帰国後、日本酒コンサルタントとして会社を設立。そこからは、3カ月に一度の海外出張や地方の酒蔵訪問など、各地を飛び回る毎日が続いていました。

夫は出張が多く不在がち。家事はもとよりひとり息子の面倒まで、実質ワンオペ状態。そんな中でも自分へのごほうびは忘れずに、すきま時間を見つけては友人とのランチ会を楽しんだりネイルサロンに行ったり。予定が少しでも空《あ》くと、その時間がもったいなくて常にスケジュールはびっしりでした。

そんな毎日を過ごしていたある日、母亡《な》きあと、地方でひとり暮らしをしていた父が急に亡くなりました。しかもちょうどその年は、ひとり息子が小学校に入学。自分のキャリアも、娘としても母としても人生の転機となるような出来事が、次から次へと重なった時期でした。

ゆっくり悲しむ暇《ひま》も喜ぶ暇もないほどやることが山積み。でも、私の中に「無理している」「頑張っている」という意識はありませんでした。

当時の私は「私なら大丈夫。いままでだって、やれたんだから」と思いながら、多忙な毎日を過ごしていたのです。

そんな日々から、1年ぐらいたった頃、

「あれ、なんだか疲れがとれない気がする」

これまであまり気になったことのなかった倦怠感《けんたいかん》を覚えるようになりました。

もともと、どんなに多忙なときでも6時間くらい睡眠をとれば体力を回復できていた私。そんな私が7時間寝ても8時間寝ても疲れがとれない。時には10時間眠ってしまうことも。

「さすがにもう30代じゃないし……」

多くの人がそう結論づけるように、私も疲れがとれにくくなったのは**「年齢のせい」**だと思っていました。


ところが、父が亡くなったあと、仕事を兼ねて帰省したときのこと。空き家になってしまう実家のことで弟と話し合う中で、お互い考えていた方針が食い違い、だんだん険悪なムードに。普段は仲がいいだけに、話し合いが終わってもなんだか憂《ゆう》うつで気分が晴れず、その夜はなかなか寝つけませんでした。

それまでなら、どんなに嫌なことがあっても夜はよく眠れたし、一晩寝れば忘れられたのに、

「嫌な気分をここまで引きずるなんて、いままであったかしら？」

「もしかして、これって更年期？」

一瞬、そんな思いが頭をよぎりました。

でも、結局、自身の起業や息子の小学校入学、父の急死……いろいろな出来事が重なったときだったので、それらによるストレスだと片づけたのでした。

自分の身体と心の変化を「年齢」と「ストレス」のせいにしたのには、じつはもう一つわけがありました。

ちょうどその頃、婦人科の定期健診があり、それまでと違う不調や疲れやすさが気になっていたので、一応、医師に相談してみることにしたのです。当時、47歳。

すると、こんな展開に。

「先生、最近、なんだか調子が悪いんです。更年期でしょうか？」

「生理はあるんでしょ？」

「はい」

「じゃあ、まだ早いよ」

要するに、「更年期ではない」と診断されたのです。医師にそう言われた私は、疑問ももたずそういうものだと理解しました。

だから、健診を受けたあとに**2カ月続けて生理が来なくても、**「ストレスがたまっているんだな」くらいにしか思わなかったのです。

いままで生理不順とは無縁だった私にとって、それはあきらかにいつもと違うこと。すでに女性ホルモンの分泌は減少傾向だったのかもしれません。

でも、**そのあとまた生理が来るようになった**のと、医師の「まだ早い」という診断によって、それ以上更年期を疑うことはありませんでした。

「いますぐ降ろして！」飛行機の中で突然パニックに！

疲れやすさや生理不順など、体調に違和感を覚えながらも、いままで通りハードな生活を続けていたある日のこと。

飛行機で5泊6日の海外出張に向かおうとしていたときです。離陸直後に突然、全身がゾワッとする、なんともいえない不安感に襲われたのです。

「出張中に地震があって、このまま息子と生き別れになったらどうしよう！」

と、あらぬ想像で頭がいっぱいに。冷静に考えれば、さほど確率の高い話ではないのに、そのときは居ても立ってもいられず、

「降ろしてください！」

と、もう少しで声が出そうになるところでした。

おそらく顔も真っ青《さお》だったのでしょう。「ご体調は大丈夫ですか？」とキャビンアテンダントさんからも声をかけられたほど。

それまでの私は、出張中はいつも「仕事スイッチ」がオンになり、家のことを忘れてしまうこともしばしば。出張先から電話をかける時間帯が合わずに、1週間、電話をかけられなかったときには、電話をとった息子が「どなたですか？」と私に気づかなかったことも。そんな私がこんなことを思うなんて。

ありえない事態に、すごく動揺したけれど、

「最近、ちょっとうまくいかないことがあったから不安になるのかな」

「大丈夫！　仕事をしていれば、そういうこともある」

「せっかく好きなことを仕事にして会社まで立ち上げたのだから、結果を出さなきゃ！」

そう自分に言い聞かせ、「たいしたことない」と不調を気にしないようにしてしまったのです。

このミス、何？　スケジュール間違えた⁉

その頃の私は、「なんとなく最近、体調がいまいちだなあ」という状態。でも、仕事はいままで通りこなしていました。

ところが、日本酒の展示会や美術館とのコラボイベントなど、大がかりな企画が続いて無理をしたあたりから、あきらかにいつもと違う自分に気づきました。


自分の思考をうまくまとめられなくなったのです。

「あれ、なんだか私、変かも……」

毎朝読む新聞の内容が頭に入ってこない。ビジネス書を読んでもうまく理解できない。

夜あまり眠れないせいか、集中力が低下し、何を伝えたらいいのか自分でもうまく考えを整理できず、文章がまとまらない。そのうえ、誤字脱字の嵐。

業務連絡のメール作成にも手間どり、企画書もなかなか完成させられない。

そして、ついに、仕事のアポイントをすっぽかすというありえない事態が！

手帳には正しい日時を書いてあるのに、なぜか1週間勘違いをして、その日の打ち合わせに行けなかったのです。

会社員時代にもアポイントの日時を勘違いしたことはあったけれど、それは、相手と日程を調整しているときに意思の疎通がうまくいかずに起こったこと。

「予定が頭から抜け落ちる」という理由で、約束の日時を間違えるようなことはありませんでした。

そのときは、お客様からの電話で気づいたのですが、「どこかで倒れているんじゃないかと心配したよ。きよまりさんらしくないからね」と言われ、本当に申し訳ないやら、情けないやら。

「どうしたんだろう、私」

「気がゆるんでるのかも。ちゃんとしなきゃ」

私が「自分らしさ」を取り戻すには、「もっと頑張る」しかない。

当時の私には、当たり前の結論でした。

この疲れやすさ、更年期だったんだ！

とはいえ、頑張ろうにも疲労感や倦怠感は増す一方。

とにかくラクになりたくて、それまで月に1、2回のペースで通っていた整体に、2日と間《ま》を置かずに通い詰め、整体代は月に10万円を超えるようになっていきました。

そんな私に、整体の先生が、

「一度、内分泌科の病院を受診されてみたらどうですか？　あきらかにおかしい疲れ方ですよ。**甲状腺《こうじょうせん》の病気の可能性**もありますから」

とアドバイスしてくださったのです。

異常な疲れ方を年齢とストレスによるものだと思いこんでいたので、

「えーっ!?　疲れやすい病気ってあるの？」

と、驚きました。


甲状腺ホルモンの過剰分泌または減少による病気は、ホルモンの分泌異常が原因ということもあり、疲れやすさなど、更年期の不調ととても似た症状が出るとのこと。

とにかく不調の原因をはっきりさせたくて、すぐに内分泌科を受診。血液検査の結果、医師からこう言われました。

「甲状腺には異常ありませんでした。でも、女性ホルモンの値が低下しています。更年期による不調だと思います」

この言葉を聞いた瞬間、とてもほっとしたことをいまも覚えています。

「この倦怠感やいままでの不調の数々は、更年期のせいだったんだ！」

「更年期」という言葉に抵抗はあるものの、ずっと悩まされていた不調の原因が判明したという安堵感《あんどかん》は大きかった。そして風邪と同じような感覚で、治療すればすぐに調子もよくなるだろう、そう思ったのです。

でも、更年期の不調は、そんな私の安易な考えを次から次へと覆《くつがえ》していきました。

家事がどんどんできなくなっていく

効率よく家事をこなすのは嫌いじゃない。忙しいからこそ段取りを工夫したりするのはむしろ得意だと感じていました。

ところが、体調と比例して気持ちもふさぐようになると、家事がどんどん億劫《おっくう》に。

食べることが好きな私は、料理をするのも好き。それなのに、献立《こんだて》を考えることさえ憂うつで仕方がないのです。

小学校に通う息子がいるので朝食はつくっても、自分ひとりのランチは、チョコを食べて終わり、なんてことも。仕事をなんとかこなし、休む間もなく夕食の準備をして、食べて、あと片づけが終わると、倒れ込むようにソファーへ。

特別なことがない日でも、日常のルーティンの作業をこなすだけで、疲れてぐったりする日が続きました。

しかも「思考がまとまらない」影響は家事にも。カレーをつくろうとスーパーに買い出しに行ったものの、何を買っていいのかわからなくなり……。材料が思い出せない自分に呆然《ぼうぜん》とし、スーパーの中で立ちすくむこともありました。

自分ひとりのこともてあますようになっているのに、さらに家族の世話もある。

以前は、出張などで私が不在のあいだの出来事を、一生懸命しゃべる息子の話を聞くのが何よりの楽しみだったのに、それがいまはうっとうしくて仕方がない。家族みんなで笑い転《ころ》げて見ていたお笑い番組も、うるさいだけ。

気持ちが落ち込んでうつのような状態になったかと思うと、**些細《ささい》なことでカッとしてイライラする。**精神面もかなり不安定になって、**気づくと、笑えなくなっている自分が**いました。

「どうしよう、いままでの自分じゃなくなってしまう」

「新しい仕事を受けよう。最近、少し時間ができたから、余計なことを考えすぎちゃうんだわ」

不安になった私は、忙しくすることで「現実を見ない」ようにしました。

不思議なことに、こんなに不調を抱えているのに、一度仕事の打ち合わせやイベントの場などに出ると、それまで通り仕事モードになる私。でもこの頑張りが、症状をますます悪化させていったのです。

「息子ちん、ごめん」毎日ポロポロ涙が出ちゃう

この頃、体調にはよかったり悪かったりの波があるものの、**ずっと悩まされていたのが不眠。**なかなか寝つけないだけでなく、眠りが浅くて夜中に何度も目が覚めてしまう。寝ても眠った気がせず、次第に朝は起きられなくなっていきました。

それでも、「息子にちゃんと朝ごはんを食べさせて学校に送り出さねば！」という責任感から、その時間だけはなんとか起きて朝食の準備。息子を無事送り出すと、再びベッドに倒れ込み、お昼過ぎに起きるという毎日。

そんな調子で午前中の時間は、ほぼ使えない。仕事のアポイントはできるだけ午後に入れるなどして、業務に支障が出ないよう工夫をしましたが、家事のほうはたまっていく一方でした。

息子のために頑張って朝起きて、できる限りのことをしていたのもだんだん無理にな

り、朝食の準備と息子の送り出しは夫にお願いすることに。

「息子ちん、ごめん。朝ごはんはパパと食べて」

息子に申し訳なく思いながらも昼まで起きられず、なんとかベッドから起き出しても倦怠感で動けず、結局ソファーでゴロゴロ。


そうして時間だけが過ぎていき、気づくと「ただいま〜！」という元気な息子の声。

その瞬間、勝手に涙があふれてきて止まりません。

「なんで泣いてるの？　どこか痛いの？　病院行く？」

「大丈夫だよ。絶対、元気になれるから」

そう言いながら、私の頭をなでてくれる息子の小さな手。


自分への情けなさと息子への申し訳なさと、いろいろな気持ちが入りまじって、また涙が止まらなくなってしまう。

感情のコントロールがまったくきかなくなり、家族の前で日常的に涙が出るように。

以前の自分はどこに行ってしまったの？

ついに暴力妻に⁉　鍋を投げつける

体調に波があるように、感情にも波がある。**どん底まで落ち込んだ気持ちが少し回復したかと思うと、今度は自分でもびっくりするようなイライラ感が襲ってくる**のです。

その日もあまり調子がよくない中、夕食にカレーをつくり、あと片づけを夫にお願いしました。

ところが、家事が苦手な夫が洗った鍋はちゃんと洗えておらず、壁に飛び散った汚れもそのまま。全然きれいになっていない。

それを見て「何も家事すべてをやってほしいと言っているわけじゃない。あと片づけをお願いしただけなのに、なんでこんなこともできないの！」と、無性《むしょう》に腹が立ってきました。

「洗ってくれたのはありがたいけど、なんかまだカレーが鍋についてるんだけど」

つい文句を言うと、夫は「せっかく片づけたのに……」と不満そう。

これ以上は言っても無駄とあきらめて、仕方なく自分で洗い直すことに。

そして鍋を洗い流していると、お腹《なか》の底から怒りがこみ上げ、手がプルプル震えてきました。

「ああ、どうしよう、この怒り、どうしよう」

そう思っているうちに、

「バーンッ！」

気づくと、キッチンカウンターからダイニングテーブルに向けて、鍋を投げつけていました。

不意の出来事に、リビングにいた夫も息子も一瞬フリーズ。

鍋を投げつけるなんて、人生初！　いったい何が起こっているのか、自分でもわからず、ただただ呆然。

「かーちゃん、どうしたの⁉」

驚いて泣き始めた息子の声で、はっと、われに返ったのです。

コントロール不能になった感情。

「どうしちゃったのーっ、私！」

生まれてはじめて出会った「もう頑張ることのできない自分」

そこに届いた、高校の同級生が40代という若さで旅立ったという悲報。

学年でも人気者だった彼。亡くなる前に自《みずか》らお別れの会を企画し、費用も準備し、彼のお気に入りのレストランで開催するよう親しい友人に託《たく》していました。

「おいしいものをたくさん食べて飲んで、笑顔でいっぱい楽しんで。皆のおかげで楽しい人生だったから、感謝の気持ちを伝えたいんだ」

そんなメッセージを残して逝《い》ってしまった彼……。私はなぜか申し訳ない気持ちで胸がいっぱいに。

「彼のほうが、よほど生きる価値があったはずなのに。どうして私はいま生きているんだろう……」

まさに精神的にどん底。

毎晩、「このまま目が覚めなかったらいいのに」という思いで眠りにつき、目が覚めると「また朝が来てしまった」と絶望的な気持ちで迎える日々。

生まれてはじめて出会う「もう頑張ることのできない自分」でした。

第2章

いよいよ来たか更年期！予想もできない不調のオンパレード

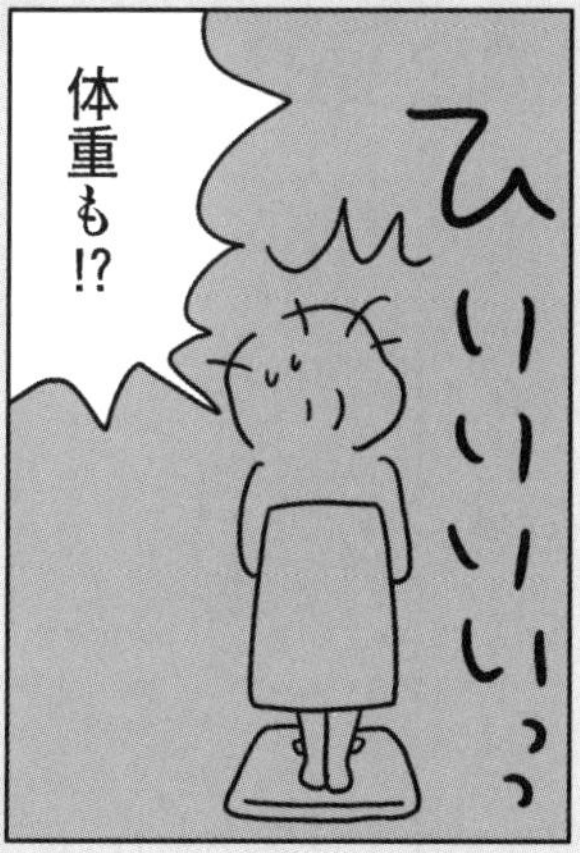

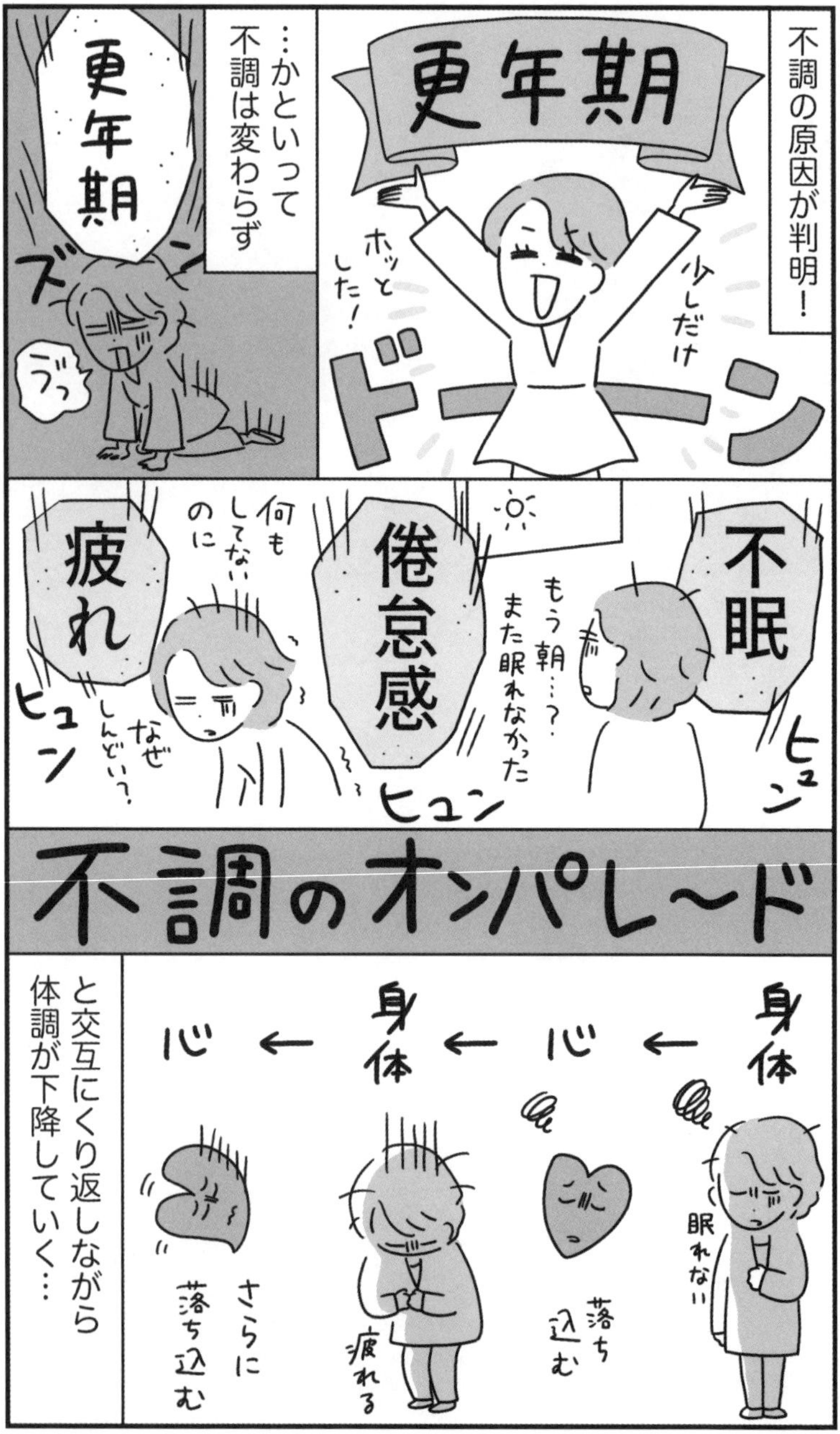

不調の原因が判明！
更年期
少しだけ
ホッとした！
ドーン
…かといって不調は変わらず
更年期
ズーン
うっ
不眠
もう朝…？また眠れなかった
ヒュン
倦怠感
何もしてないのに
ヒュン
疲れ
なぜしんどい？
ヒュン
不調のオンパレ〜ド
身体
眠れない
←
心
落ち込む
←
身体
疲れる
←
心
さらに落ち込む
と交互にくり返しながら体調が下降していく…

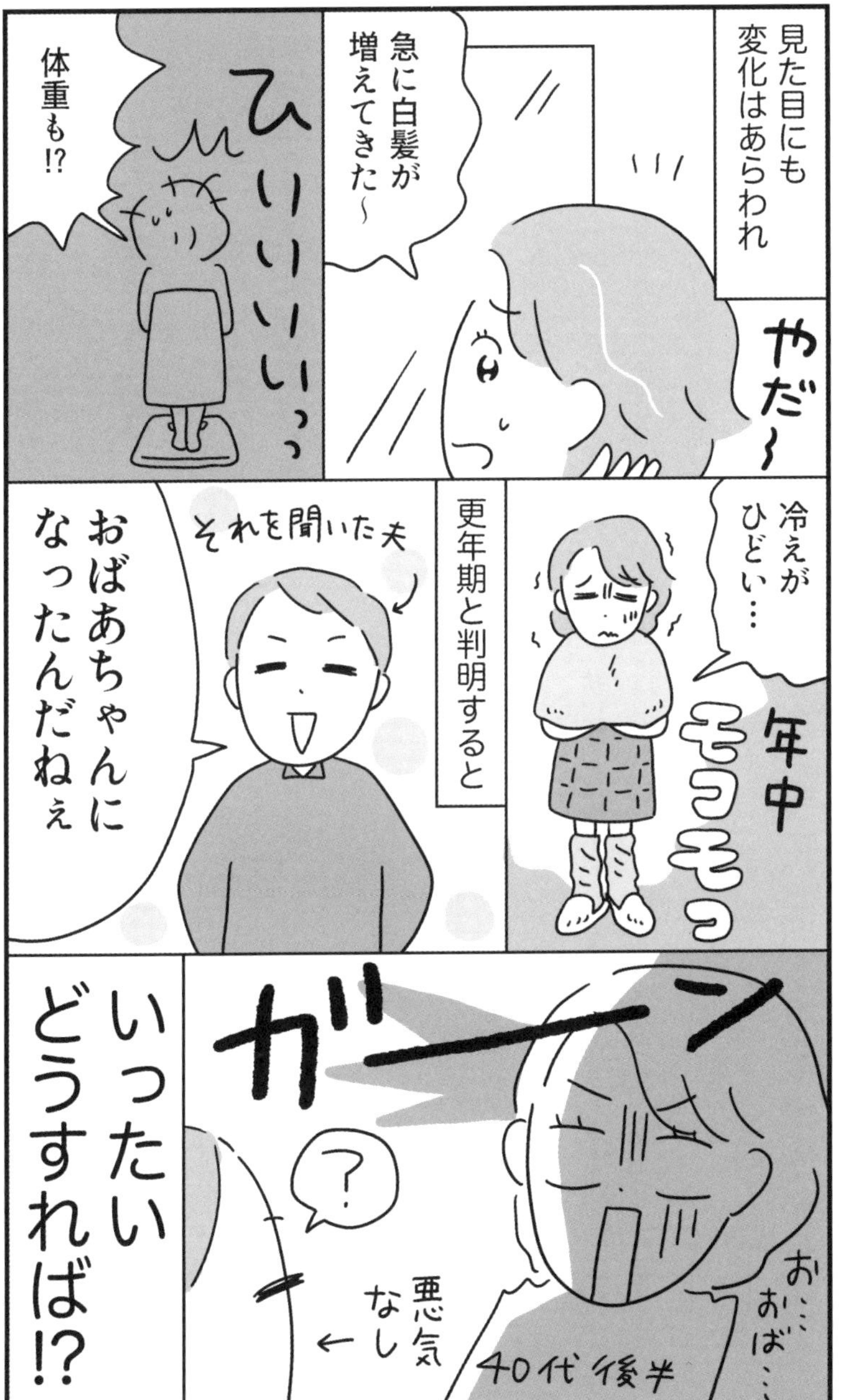
見た目にも変化はあらわれ
やだ～
急に白髪が増えてきた～
ひぃぃぃぃぃっっ
体重も!?
冷えがひどい…
年中モコモコっ
更年期と判明すると
それを聞いた夫
おばあちゃんになったんだねぇ
ガーン
お…おば…
40代後半
?
悪気なし
いったいどうすれば!?

更年期の症状は、らせん状に下降していく

私がはじめに感じた更年期の不調は、
「これまでにないような倦怠感」
「不眠」
でした。

振り返ってみると、更年期の症状というのは、「まず身体に不調があらわれ、次に気持ちが落ち込み、さらに身体の不調がひどくなり……」というように、**身体↓心↓身体↓心……と交互にくり返しながら、らせん状に落ちていく**という印象があります。

しかも一直線に悪くなっていくわけではなく、寄せては返す波のように、行きつ戻りつしながら下降していくのです。

その中で、体調のいい時期が少しでもあると、つい「もうこれで不調は終わったんじゃないか」と思ってしまう。そして、「もう大丈夫！」と仕事量を増やすと、途端に不

調の波がやってくる。それも大きいのがドーンッと。

じつは、第1章でお話ししたのは、私の経験した更年期症状の中でとくに衝撃の大きかったもの。小さな不調は一つひとつ挙げていったらキリがないほど、次から次へと襲ってきていました。

更年期症状として「倦怠感」「イライラ」「不眠」などを挙げると、返ってくるのは、**「それって更年期以外でも、誰でもありますよね」**という反応。たしかに、はじめは、「忙しいときや、ストレスがたまるとそういうこともあるよね」というレベルなのです。だから更年期とは気づきにくい。

けれど、その不調をそのままにしているとさまざまな症状があらわれ、つらさが加速度的に増していくことがあるのです。

当時の私も、「更年期といえば、ホットフラッシュやイライラ」くらいの知識しかなく、まさか、こんないろいろな不調があるなんて想像もしていませんでした。

もし私に十分な知識があったなら、ここまで翻弄されずにすんだのかもしれません。

不調に焦ってもがくほど、症状が増える負のスパイラル

それまでは少しくらい体調が悪くても、頑張ることで乗り越えてきた私。そのため不調で「もう無理かも」と感じていても、体調が落ち着くと、すぐにもとのペースに戻して頑張ってしまう。

でも、更年期の不調の場合は、それではうまくいきません。

当然ですが、**頑張ることで不調はひどくなり、さらに落ちていく。**

このときもそうでした。

夏休みの息子との旅行。日常から離れてゆったりと時間を過ごすうちに、夜も眠れるように。倦怠感もやわらぎ、帰る頃にはさまざまな不調がかなり改善してきたように感じたのです。

「よくなったかもー」

休暇旅行で体調が回復してきたことに自信を取り戻し、仕事を再開したところ、途端

に朝起きられなくなり、しかも不調は以前よりあきらかに一段階、悪化した感じです。

とくに不眠はひどくなり、悪夢にもうなされるように。

更年期に入るまでは、ベッドに入ったら朝までぐっすり。仕事でどんなに負荷がかかろうと、夢さえ見ることなく、朝起きたらスッキリ元気。

そんな私が、知らない人に殺されそうになる夢を毎晩見るのです。

たとえば、

「井戸に落とされ、しがみついている縄をブチッと切られる」

「古民家の中を逃げ回り、ついに小さな部屋に追い詰められ、刀が振り下ろされる」

「崖《がけ》の上で、相手の腕が伸びてきて突き落とされそうになる」


こんなふうに、毎回サスペンスドラマさながらのありえないシチュエーションで、「ああ、もうダメ、殺される！」という瞬間に目が覚め、その後、眠れなくなってしまう。

これが1年半以上も続きました。

寝ているあいだ、恐怖で歯を食いしばっていたのでしょう。ピークの時期には歯ぎしりで奥歯2本が立て続けに欠けました。

「わたしのメンタル、どうなっちゃってる⁉」

一時期、本当に不安でした。

更年期症状に不眠はあっても、よもや、**悪夢**もそうだとは。

私と同じように「更年期の時期に悪夢を見ていた」という人もいて、そんなふうに**更年期によるものと気づかない更年期不調って意外と多い**のです。

その証拠に、というわけではないけれど、症状の変化に伴って夢の内容も変化していきました。

更年期の症状が緩和して体調がよくなってくると、同じドキドキするのでも、たとえば、企画書が3ページ抜けるとかアポイントに遅刻して焦るとか、もっと現実に近いリアル感のある夢に。

いま思えば「夢ノート」をつけておけばよかった。当時見ていた夢の内容を追うことで、自分の症状の変化をもっとよく理解できたかもしれません。

見た目にも変化が！　女子力低下でさらなるダメージ

40代も後半になると、見た目の変化も気になってきます。

たとえば、急に**白髪《しらが》が増える**とか**体重が増えやすくなる**などは、女性なら無視できない悩みでしょう。女性ホルモンは身体のうるおいや代謝にも影響しているので、見た目が大きく変化することに。これには私も正直へこみました。

たとえば、**冷え**。

冷え性に悩む女性は多いですが、その冷たさが尋常じゃないのです。

体温も低く、いつも35・4度ぐらいで、日によってはそれ以下になることも。

とにかく冷えるので5本指靴下の上に普通の靴下を二重、三重にしてはき、さらにレッグウォーマーを重ねづけ。室内でも手袋とアームカバーをして、首にはマフラーを巻いて過ごす日々。それでも手足が冷たくて、夏でもカイロを使っていました。

当然、裸足《はだし》でサンダルなんてありえない。1年中、冷え対策をしたファッションへ。

季節感も何もあったもんじゃありません。

全身の皮膚が乾燥してかゆいのも女子力低下を痛感させられた症状。

なかでもナイロン製の衣類を着用するとかゆみがひどくなるため、ほとんど着られなくなりました。

女性のインナーはナイロン素材のものが多く、お気に入りだったかわいいブラジャーやショーツは全滅です。ストッキングもはけません。仕方なく、下着はすべてコットンなど天然素材のものに買い換え、ストッキングはやめて靴下をはくことに。

それに伴い、ジャケットにスカート、もしくはワンピースというそれまでの自分の定番スタイルから、パンツスタイルへと変更を余儀なくされました。

さらに、**金属アレルギー**などなかったのに、ネックレスや指輪もつけると途端にかゆくなり、アクセサリー類もつけられません。指輪にいたっては、そもそも**指がむくみっぱなし**で入らない。

また、**粘膜も乾燥して喉《のど》はやたらとかわくし、1日中目薬が手放せないほど目もかわく。**ドライアイがひどくて、ついにはコンタクトレンズも入れられなくなりました。

更年期の不調は、私のファッションスタイルにまで影響したのです。

また意外なところでは**ダイエット**。

まさかダイエットをすることで、更年期の不調がひどくなるとは思いもしませんでした。

ダイエットをしようと思い立ったきっかけは、友人がパーソナルトレーニングでダイエットに成功したことを耳にし、「以前より太りやすくなったし、はやりの糖質制限とパーソナルトレーニングで、体力アップとの一石二鳥《いっせきにちょう》を狙おう！」と考えたこと。

適度な運動は更年期の時期にはよいとされますが、同時に行なった「**糖質制限**」がよくなかった（私の場合）。

私の仕事は日本酒コンサルタントなので、飲酒や会食の機会が多くあります。

さらに、私にとっては友人とおいしい料理と一緒にお酒を楽しむことがいちばんのストレス解消法。そのため公私ともにお酒を飲む機会が多く、週に何度かは糖質制限のルールを守れない日がありました。

じつはこのような「普段は糖質制限で1日の糖質摂取量を40~60g程度に抑えながら、ときどき大量に糖質をとる食生活」は「血糖値の乱高下《らんこうげ》」を引き起こし、自律神経の乱れにつながるのです。

そもそも**更年期では女性ホルモンの減少により、自律神経が乱れやすくなります。**糖質制限中に糖質を多くとる日があることで、さらに自律神経を乱れやすくしてしまったのです。

糖質制限とトレーニングで、2カ月間で4kgほど減量に成功したものの、あっというまにリバウンド。さらに3kgプラスして、たった2カ月で7kgの体重増。一気に太ったので全身がむくんでいるかのようです。

ファッションやアクセサリー、メイクなど、不調によっておしゃれが制限されるうえに見た目もどんどん変わっていく……。

そのうち、そんな自分の変化に向き合いたくなくて、鏡を見るのも億劫になっていきました。

女性にとって、おしゃれは気分を上げるために欠かせないもの。なのに、それを楽しめない。身体の不調に加えてこの女子力の低下も私の気持ちを下げていきました。

相手に悪気はないとわかっていても……

「きよまりもおばあちゃんになったんだね」

これは、さまざまな不調の原因が更年期であることがわかり、夫にそのことを伝えたときに返ってきた言葉。

「みんな歳をとるものだし、歳をとれば不調が出てくるのも当たり前だよ、不調の理由がわかってよかったね」と心配した夫の発言の中の一言です。

それは、これからも連れ添っていく妻に対して「大丈夫だよ」という意味で言ったこと。いろいろ落ち着いてきたいまなら理解できます。

でも、当時の私は40代後半。「おばあちゃん」という言葉を聞き流せませんでした。

それでなくても、内心は**「更年期＝女性として見られなくなるのでは？」**と不安な気持ちでいっぱいなのに。

それからは更年期の症状によっておしゃれから遠ざかり、女子力低下を感じるたびに、「おばあちゃん」という夫の言葉が頭の中でリフレイン。

更年期の時期は身体の変化によって大きなストレスがかかっているため、**こうしたちょっとした言葉にダメージを受けてしまい**、いつも以上に傷つきやすい状態に陥《おちい》ってしまうのです。

とにかく夫の行動のすべてが嫌！

「部下や上司にイライラしてしまう」

働く女性が更年期に差しかかる年代は、職場では管理職についていることも多く、このように悩む人も珍しくありません。この問題は接する時間が多い人とのあいだに起きがちです。**それまで自分の感情をうまくコントロールができていた人ほど、悩んでいることが多い**と感じます。

私も独立後、ひとりで仕事をすることが多くなり、「カレー鍋投げつけ事件」に象徴されるように、接する時間がいちばん多い夫に、そのイライラが向けられることに。

たとえば、

「具合が悪くて夕飯がつくれそうもないんだけど」

と、夫にＳＯＳを出した日のこと。

「気にしなくていいよ。何か買ってくるか、食べて帰ってくるから」

そんな言葉が返ってきたことで、ほっとしたのも束《つか》の間。

料理が苦手な夫は、自分の好きな唐揚げや餃子《ぎょうざ》などのテイクアウトか、ピザのデリバリー、または息子を連れてラーメン屋さんに行くことがほとんど。

息子は揚げ物や麺類など、大好きなメニューに大喜び！

「いままであなたたちの栄養面を考えて野菜やお肉・お魚がバランスよくとれる工夫をして用意してきたのに。どうしてそういうことをちゃんと考えてくれないのっ！」

夫に無性にイラ立つと同時に、理想とするバランスのいい食事がつくれない自分への情けなさもあいまって、二人が食べた食器を片づけながら涙が止まらなくなることも。

私が更年期とわかってから、夫はいろいろ協力してくれるようになり、とても感謝しているのに、なぜか夫のやることなすこと、いちいち腹が立ってしまうのです。

喧嘩《けんか》になると30分以上言いつのってしまい、一時期は「離婚」の二文字が頭をよぎったほど。

こんなふうに、更年期では感情のコントロールがきかなくなり、信頼している相手に対してもイライラをぶつけてしまうことで人間関係が悪化してしまうこともあるのです。

発熱にヘルペス、頻尿……これも更年期なの⁉

また、仕事や人間関係に大きなダメージを与えるような心の症状とともに、頭痛やめまいなど、身体の症状も頻繁《ひんぱん》にあらわれるようになりました。

さらに、更年期の不調が始まってから、外出時に**急な尿意**に襲われるようになり、「トイレが間に合わない！」とドキドキすることもしばしば。電車で移動中、あわてて途中下車したことも一度や二度ではありません。

めまいと突然の尿意が怖くて、一時期ほとんどの公共交通機関に乗れなくなってしまい、移動はほぼタクシーになりました。

そして、雨が降りそうな日や季節の変わり目になると、あらわれてくる頭痛。「あ、そろそろ雨が降りそう」と思うと、頭がズキズキ。めまいや立ちくらみとセットのことも。

当時、息子が「今日は、母ちゃんの具合が悪いから雨が降るね」と言っていたほど、私の頭痛は天気予報よりも正確でした。

低気圧になると頭痛やめまいを感じるのは、自律神経の乱れが原因だそう。更年期は、自律神経が乱れやすいため、天気の変化による影響が大きくなるのでしょう。

それに加えて、月に1回くらいの頻度で、38・5度を超える**高熱**が出るようになりました。でも、熱以外に症状があるわけではなく、その熱も2日もすれば下がるのです。病院にかかっても「風邪ではないし、疲れですかね」と言われるだけ。

この原因のわからない突発的な発熱は半年ほど続き、その後、高熱は出なくなったものの微熱が3～4日続くようになりました。この症状は大きな不調のときには必ずあらわれ、数カ月続きました。

さらに、微熱が出るようになったのと同時期に**口唇《こうしん》ヘルペス**ができるようになり、それからは熱とセットであらわれるように。

ヘルペスは、一度症状がおさまっても、風邪や発熱、疲れやストレスなどで免疫力が下がったときに再発をくり返すのが特徴。ヘルペスと微熱がセットであらわれていたのは、更年期の体調不良で、免疫力が下がっていたせいかもしれません。

また倦怠感も増すばかりで、食事をつくるにもキッチンに30分以上立っていられず、ミニ椅子を置いて休み休み調理をするように。それでも、献立をすべて自分で用意することは難しく、メインは買ってきたお惣菜の助けを借りていました。

ですから料理といっても味噌汁や簡単な副菜をつくるだけでしたが、それにも1時間以上かかる毎日。

好きな料理も、更年期の渦中では「苦痛」でしかなくなりました。

ここに挙げたような不調は、更年期でなくてもあらわれることが多いものです。

たとえば、頭痛やめまいなどもよくある症状なので、それが更年期の症状だとは思わず、そのまま我慢したりする人は案外多いかもしれません。

パニック症状に仕事のミス……自分が自分でなくなっていく

出張が多かった私がまさか飛行機に乗れなくなるなんて。

すでにお話ししたように、離陸直後の機内で一度パニックを起こしたものの、その後はとくに問題なく、3カ月に一度の海外出張や国内出張などでは、飛行機を利用していました。

ところが、次のイベントに向けて、そろそろ準備を始めようかというときのこと。パソコンに向かって飛行機の予約をしようとすると、突然脂汗《あぶらあせ》が出てきて、血の気《け》が引き、動悸《どうき》がして、椅子に座っているのがやっとの状態に。

それ以降、飛行機のことを考えるだけでパニック症状が出るようになったのです。飛行機に乗れなくては、海外出張は不可能です。

現地へ行かなければ仕事にならない案件も多く、海外での仕事は断らざるをえなくなりました。

やりたい仕事が受けられない、企画書がまとめられない、仕事のミス、アポイントを丸ごと忘れる、新聞も読めなくなる……。

「頑張れる自分」が当たり前だったのに、頑張るどころか、**いままで当たり前にできていたことさえできなくなっていく**。なんとかしたいのに、身体も心もまったくコントロールできない。

これまで努力して積み重ねてきたものがあっというまに奪われていくような絶望感。自分が自分でなくなっていくことへの恐怖。

こうした**精神的ダメージ**に加え、次々に起こる**身体の不調**。

不眠に悪夢、倦怠感、頭痛、めまい、強い冷え、原因不明の高熱、ヘルペス、ドライアイ……と、程度を問わずさまざまな症状が重なり合う毎日。

家では起き上がれないほど絶不調なのに、それでも、仕事はなんとかできていました。仕事を受けた責任もありましたが、**周囲に迷惑をかけてはいけない**という思いが強かったからだと思います。

当時、ビジネスの場でお会いしていた方たちは、私の不調に気づいておらず、あとになって「えっ！　具合が悪かったんですか？　全然そうは見えませんでしたよ」と驚かれたほど。

こうして頑張り続けることで、身体への負荷はどんどん増し、不調に苦しむことになりました。でも、**体調不良を我慢して働き続けることで、更年期症状の負のループを加速させてしまう**のは、決して私だけではないのかもしれません。

第3章

信じられない、なんとかしなきゃ！始まった治療行脚《あんぎゃ》

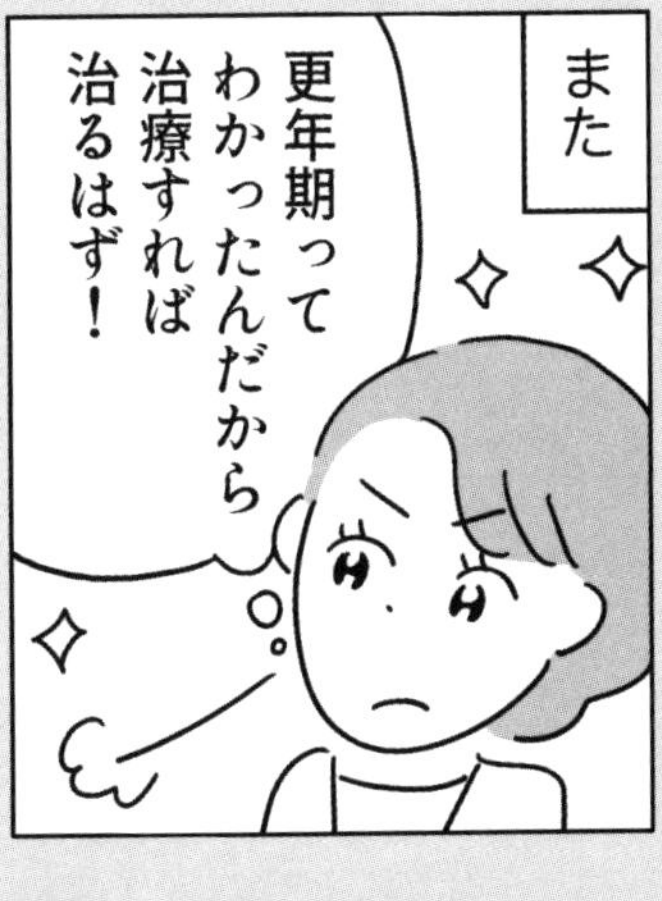

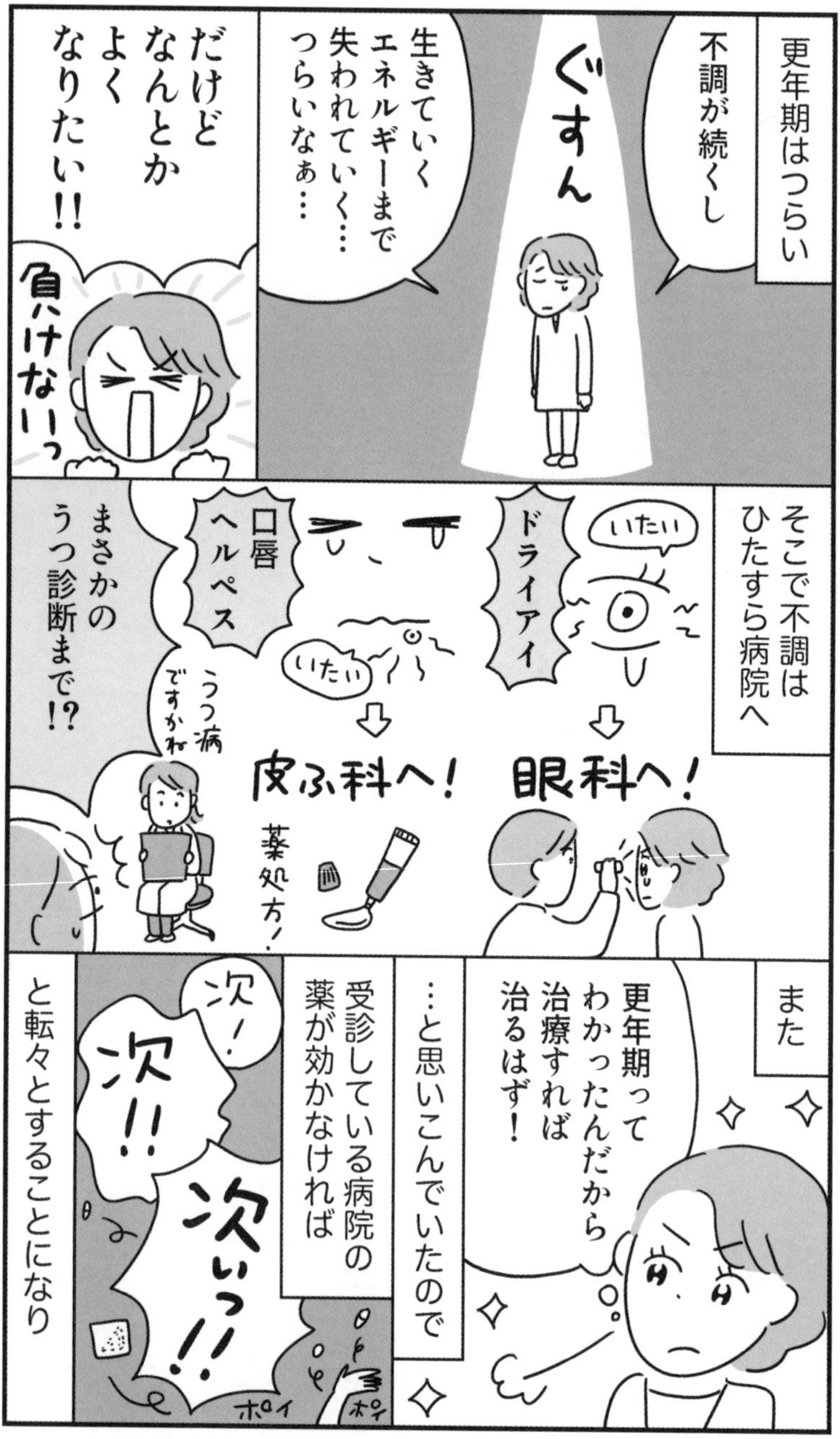
更年期はつらい
不調が続くし
ぐすん
生きていくエネルギーまで失われていく…つらいなぁ…
だけどなんとかよくなりたい!!
負けないっ
そこで不調はひたすら病院へ
いたい
ドライアイ
眼科へ!
口唇ヘルペス
いたい
皮ふ科へ!
薬処方!
まさかのうつ診断まで!?
うつ病ですかね
また
更年期ってわかったんだから治療すれば治るはず!
…と思いこんでいたので
受診している病院の薬が効かなければ
次!
次!!
次いっ!!
ポイ
ポイ
と転々とすることになり

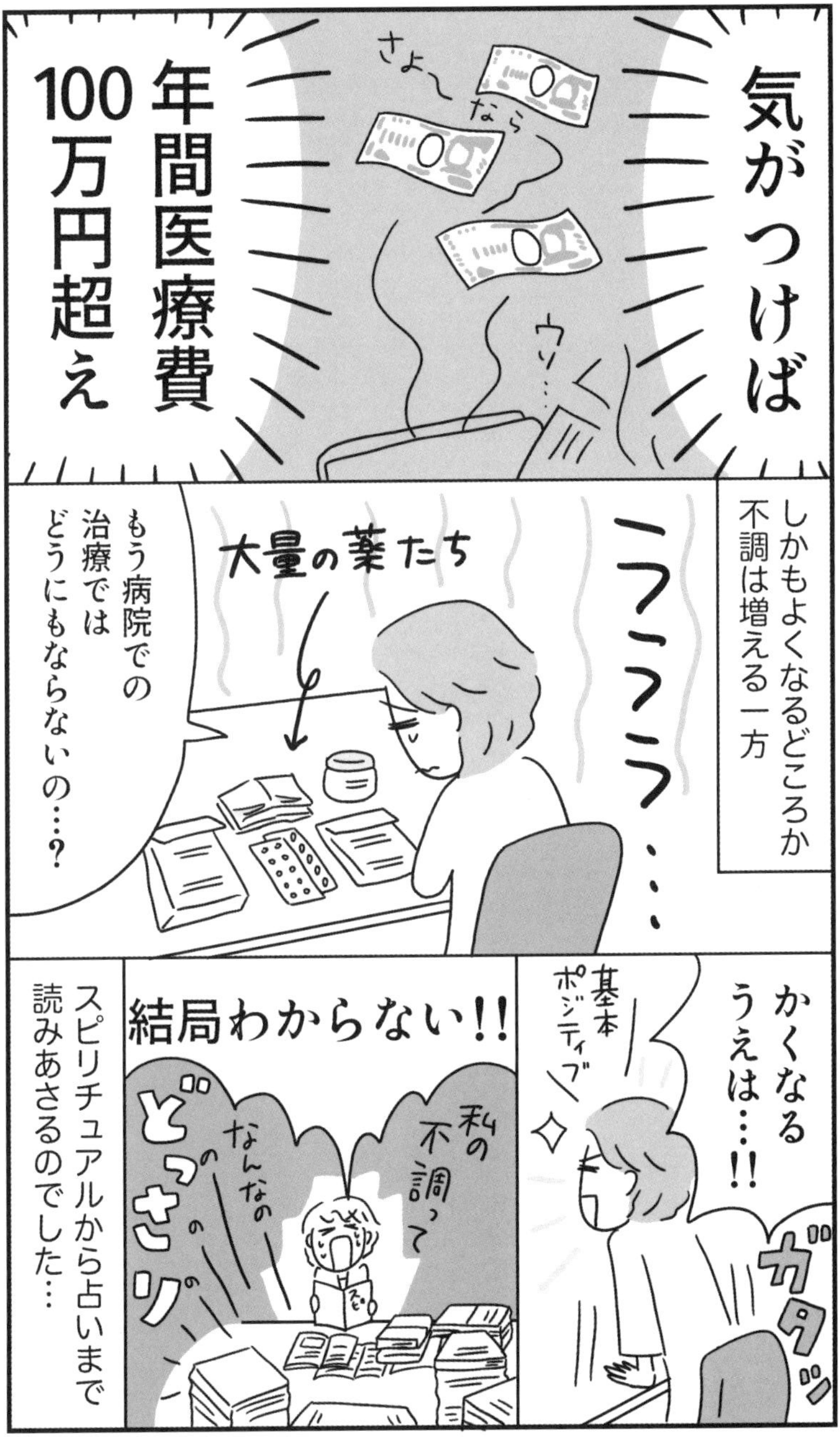

気がつけば
年間医療費100万円超え
さよ〜なら
ウソ…
しかもよくなるどころか不調は増える一方
ううう…
大量の薬たち
もう病院での治療ではどうにもならないの…?
かくなるうえは…!!
基本ポジティブ
ガタッ
結局わからない!!
私の不調って
なんなの
どっさり
スピリチュアルから占いまで読みあさるのでした…

出口の見えない治療行脚の始まり

更年期で生きていくエネルギーまで失いかけてしまった私。

もちろん、この間《かん》、何もしなかったわけではありません。

「なんとかよくなりたい！」と、あらゆる方法を試みました。15もの病院で診察を受け、まさにドクターショッピング状態。

こうなってしまったのは、**ドライアイやヘルペスなどのさまざまな不調が、更年期から来ている症状だとは想像もしなかった**から。そのためドライアイは眼科に、ヘルペスは皮膚科に……と、通う病院も増えていく。なんと、2019年の医療費は100万円超えに！

また、更年期と診断されてからも、

「更年期が原因とわかったんだから、その治療をすればすぐ治るだろう」

当時の私は安易にそう考えていました。更年期によって変化する自分の心身と向き合う覚悟がまったくできていなかったのです。そのため、すぐに効果が出ないと、「ほかに治療法があるのでは」と病院を転々とすることになったのでした。

更年期なのに、なぜ心療内科？

治療行脚のスタートは、整体の先生のアドバイスによって検査を受け、更年期の診断を受けた内分泌科。

不眠や倦怠感で悩んでいたこともあり「**しっかり眠れるようになると、倦怠感などの不調も軽減するはず**」とのことで、更年期に効く漢方薬と睡眠導入剤を処方されました。ところが、治療を始めて1カ月半たってもよくなるどころか、症状は悪化するばかり。

内分泌科は、ホルモン関連の病気について診断・治療を行なう診療科ですが、更年期は専門ではないので、改善しない旨を医師に伝えたところ、心療内科と漢方内科を兼ね備えたクリニックを紹介されました。

「心療内科？」

婦人科ではないのが気にはなったものの、医師の「女医さんだし、患者さんも8割が女性で更年期にも詳しいはずだから」という推薦の言葉と、当時は精神的な症状も強くなり始めていたことから、通ってみることにしました。

このクリニックは、院長が心療内科と漢方内科とを兼任しており、診察をして漢方薬中心の処方をするのが治療のメインでした。

そこで私に下された診断は、

「ホルモン減少による自律神経の乱れ」


この説明を、私はうまく理解できませんでした。

「ホルモン減少って、女性ホルモンのことだよね。それは更年期だからだよね？」

「なんでホルモンが減少すると自律神経が乱れるの？」

「この不調は自律神経のせいなの？」

頭の中は疑問符だらけ。

おそらく、その医師は、

「更年期に入り、女性ホルモンが減少したことで、自律神経に乱れが起き、うつのような症状をはじめとしていろいろな不調が出ている」

ということをおっしゃりたかったのでしょう。

でも、当時の私は「診断内容を理解できていない」「もう少し説明してほしい」ということを医師に伝えられませんでした。

いままで健康が取り柄《え》で病院にかかったこともほとんどなく、「医師に質問をする」という発想がわかなかったのです。


「まずは、更年期に効く漢方を出しておきますね。試してみて、ダメだったら変えましょう」と、漢方薬と睡眠導入剤と抗うつ剤を処方されました。

クリニックはいつも混《こ》んでいて、「3分診療」という感じの短い診察でしたが、病院に行き、薬を飲めば治ると思っていた私は、「こんなものなのか」と、なんとなく納得してしまったのでした。

心理療法は医師との信頼関係がカギ

その心療内科では、心理療法もいくつか受けました。

一つ目は「認知行動療法」（保険診療）。

認知行動療法にはいろいろありますが、私が指導されたのは、1週間の行動と気づいたことをスケジュール表に記録する方法。

それを診察のときに持参して、医師の「ここは眠れていませんね」「昼寝が長すぎますね」など、ごく簡単な状況確認のあと薬を処方されます。

認知行動療法と更年期不調がどう結びつくのか理解できていなかった私は、「いったい、何のために日々の生活や気持ちを書いているのだろう」と、そんな疑問を抱えながら、3カ月ほど続けました。

結局、転院とともにやめることになりましたが、「自分の行動と気づいたことを記録する」ことで、体調不良も日によって波のあることがわかり、**「自分の状況を客観的に見る」効果**はありました。

医師に記録をつけることの効果や疑問に思っていることを質問し、しっかりコミュニケーションをとっていれば、もっと変化を感じられたかもしれません。

二つ目は「職業適性検査」（自由診療）。

「仕事のストレスがうつの原因かもしれない」との理由からすすめられた検査です。

といっても、就職活動中に受けた記憶がある検査だったので、人材業界にいた私は「本当に役に立つのかな」という疑問も感じつつ受けることに。

すると予想通り「営業や経営者に向いているとの結果が出ているので、現在の仕事は適性があり、ストレスではないですね」とのこと。

この検査は、営業経験が20年以上あり、営業の仕事が好きという自覚もあった私には必要なかったように思います。

三つ目は臨床心理士による「カウンセリング」(自由診療)。

カウンセラーが「つらい」という私の気持ちを40分ほどじっと聞いてくれました。

そのときはまだ誰にも相談できずにいたので、人に「話すこと」の効果は大きかったと感じました。話すことによる「ガス抜き効果」や、言語化による不安減少などにより、カウンセリングの時間だけは症状が緩和されることがありました。

ただ、きちんと伝わっていないと感じることもあり、十分に信頼関係を築くことはできませんでした。

当時、ストレスを感じていたのは、仕事に関すること。なかでも**過去の自分のように**

頑張りがきかないことは、私にとって本当につらいことでした。

やりたいことで起業し、それを軌道に乗せたいのに自分の身体がいうことをきかず、思うように働けないのです。

朝起きられなくてつらいのも、午前中の仕事に影響が出てしまうからでした。なので、「朝が起きられないんです」と伝えたときに、「それは家事ができなくてつらいですよね」と返ってくると、「いやいや、そこじゃないんです」と、ジレンマを抱えてしまうことに。

もちろん、家事をこなせないのもつらかったです。でも、それよりも仕事が思うようにできないことのほうが私にはストレスでした。

私の場合のように、根本的なところでカウンセラーと噛《か》み合わないと、話すことで一瞬スッキリはしても、逆に「ああ、この人にはわかってもらえない」というもどかしさを感じることになってしまうかもしれません。

ホルモン補充療法も効果なく、途方にくれる

漢方薬、抗うつ剤の服用を続けながら、心理療法なども受けていましたが、あまり改善が見られなかったため、医師から「ホルモン補充療法」をすすめられました。

ホルモン補充療法に対しては、

「更年期の不調の原因は女性ホルモンの減少だから、ホルモン補充療法を受ければ改善するのは理解できる。でもなんだかちょっと不安」

と感じていたので、正直、少し抵抗はありました。

でも、「とにかくこの不調をなんとかしたい」という思いから、治療を受けることに。


ところが……。

ちっとも効かない！　不眠も抑うつ感もまったく改善しない。

大きな効果を期待していただけに、途方にくれました。

じつは、ホルモン補充療法は、更年期不調で悩まされた4年のあいだに、病院を変えながら3回、時期を変えて試しました。

その中で、唯一、効果らしきものを実感できたのは、3回目の治療を受けたときに更年期症状の一つであった頻尿の症状がピタッとおさまったこと（そのときまで頻尿が更年期の症状とは気づきませんでした）。

1回目や2回目とやり方や補充するホルモンを変えたわけではないので、**タイミングの問題**だったのかもしれません。

ホルモン補充療法も絶対ではなく、四人にひとりは効果が実感できなかったというアンケート結果もあります。残念ながら、私は効果を感じられないタイプだったということでしょう。

じつはこの話はこれで終わりではありません。

私の場合、ホルモン補充療法は頻尿には効果を感じられましたが、治療中イライラ感などは、むしろ激しくなりました。

最大級のイライラに襲われて起こった「カレー鍋投げつけ事件」も、ホルモン補充療法を受けている最中のことでした。

このことを医師に相談すると、「そのような症例は聞いたことがない」というお話でした。

その後いろいろな方にヒアリングする中で、卵胞《らんぽう》ホルモン（エストロゲン）と黄体《おうたい》ホルモン（プロゲステロン）を同時に補充する治療を行なった方に、私と同様にイライラ感が強くなったとの声もありました。

症状はもちろん、治療の効果に個人差があるように、副反応にもまた個人差があります。その中には、少数の人にしかあらわれず、認知されていないものもたくさんあるのではないかと思います。

薬の併用の落とし穴

心療内科と漢方内科とを院長が兼任するこのクリニックは、婦人科ではなかったものの、更年期の症状に有効とされる治療をいろいろ提案してくださいました。

「プラセンタ治療」もその一つ。

ヒト由来のプラセンタを注射するこの治療法は、**対象年齢であれば保険も適用され、効果を実感している人も多い**そうですが、「輸血ができなくなる可能性もある」という医師の説明を聞いて断念。万が一のとき、息子に輸血できるようにしておきたかったからです。

のちに別の病院で知ったことですが、親族間では遺伝子の差が少なく、GVHD（移植片対宿主病《へんたいしゅくしゅびょう》）という病気を起こす可能性があるため、輸血を行なうことはないそうです。それがわかっていたら、試してみたかった治療法です。

プラセンタ注射の代わりに私が選択したのは、豚由来のプラセンタのサプリメント。

でも、以前から飲んでいた数種類の漢方薬に加え、ホルモン剤、睡眠導入剤、抗うつ剤と、何種類も併用することになり、もはや多少の効果があったとしても、どれが効いているのかわからない状態。効果としては実感できませんでした。

また、このクリニックでは、保険診療に加えて自由診療も行なっていたので、医療費が月7万〜8万円になることも。半年ほど通いましたが、なかなか改善が見られなかったことと、医師とうまくコミュニケーションがとれなかったことで、病院を変えることにしました。

よくなるどころか、まさかのうつ診断!

「もう病院通いはやめたい」

そのとき通っていた病院で、いろいろな治療を試してもまったく改善しないため、何度もそう思いました。でも、治療をやめられるような体調ではなかったのです。

そこで、せめて通院の負担が少なくなるよう自宅から歩いて10分の距離にある大きな病院の婦人科と、とくにつらい精神的な症状を診《み》てもらうため心療内科のクリニックに通うことにしました。

じつは、婦人科にかかるのは更年期になってこのときがはじめて。

その病院の婦人科医は常勤ではなく週に一度、外部から医師が診察に来ていました。3週間ごとに症状を確認し、効果がなければ薬を変えていくという治療方針でした。

ここでもホルモン補充療法を受けましたが、先にも書いたように私は効果を感じられませんでした。

一方の心療内科ですが、ここでなんと**「うつ症状は更年期が原因ではない」**との診断。

しかも、「新しい仕事による環境の変化と夫との関係がストレスになって、うつ症状を引き起こしている」と言われたのです。

診断の根拠は「うつが更年期の症状だとすれば、婦人科の薬で改善するはず。それで改善しないのであれば原因は別のこと」というもの。

「えーっ、このうつうつとした気分は更年期から来る不調じゃないの？」

「更年期は更年期だけど、ほかにも病気があるの？　うつ病ってこと？　それも原因は仕事と夫婦間のストレス？」

たしかに、起業後は同僚がいないため、会社勤めをしていた頃と比べるとコミュニケーションをとる相手が極端に少なくなっていました。また、それまでは友人との食事会や旅行がよいストレス解消法だったのに、更年期不調で出かけられなくなり、ストレスのはけ口もなくなっていました。

仕事以外でコミュニケーションをとる相手は、夫と息子が中心という生活。気づかぬうちに世界が狭《せま》くなっていたのです。

夫との距離が近くなったことで、それまであまり気にならなかった夫の行動が急に目につくようになって無性にイライラするようになっていたのは事実。

「でも、仕事と夫へのストレスが、この不調のすべての原因？」

夫との関係が改善すれば環境的にはラクになるとは思うものの、だからといって、この不調がそれで解決するようになるとはとても思えない。

結局、処方された睡眠薬や抗うつ剤などを試したものの変化は見られず、不調の解消は一筋縄《ひとすじなわ》ではいかないことを思い知らされました。

けれど、その一方で、

「更年期が原因ではない」という医師の言葉は私の頭から離れず、

「このつらさは更年期じゃないの？　うつなの？　でも抗うつ剤を服用しても効果はなかったよね。私の身体はどうなっているんだろう」

疑問や不安は増すばかりでした。


そうした中、この医師から、夫も診察に連れてくるように言われ、私の体調が悪いことをそこで夫に伝えてくれました。

この医師の言葉によって、それまで**「更年期不調は病気じゃない」**と思っていた夫が「妻は病気なんだ」という意識をもってくれるようになり、家事などもできることから手伝ってくれるようになりました。

ただ、当時の夫の認識は「更年期不調は病気」と上書きされたわけではなく、「妻はうつ病なんだ」という理解からでした。

婦人科以外にも心療内科、一般内科、皮膚科、眼科の常連に

近所の病院に通い始めた頃から、いろいろな不調が一気に増えてきました。

ずっと悩まされていた不眠や倦怠感、頭痛、めまい、抑うつ感、立ちくらみ、頻尿などに加え、パニック症状、強い冷え、原因不明の高熱、ヘルペス、ドライアイなど思わぬ不調がどんどんあらわれてきたのは、ちょうどこの頃です。

それに伴い、婦人科、心療内科に加え、一般内科、皮膚科、眼科にまで通院するように。出される薬も、かゆみ止め、解熱剤、目薬……と増える一方。更年期障害の漢方、ホルモン補充療法を合わせると、もう大変な量。

「これだけいろいろな薬を飲んでいるのに、少しもよくならないのはどうしてだろう」

「このつらさは、いつまで続くの？」

誰かに相談したくても、話したら相手に心配させてしまう気がして打ち明けられず、ひとりで悩みを抱え、不安で仕方がありませんでした。

もしもこのとき、同じように悩む仲間や経験者がいて話を聞くことができていたら、どれだけ心強かったかと感じています。

わらをもつかむ思いの代替療法

病院を変えたのによくなるどころか、不調はさらに増え、不安はつのる一方。なんとかしたくて、医療関係以外の情報も集めることに。

それまでの私は「病院で治療すれば治る」と信じていたため、完全に病院まかせ、医師まかせ。けれど、さまざまな病院通いをしたことで、「病院で受けられる治療ではどうにもならないのかも」と考えるようになったのです。

私の場合、身体的な症状と同じくらい精神的な症状もひどく、なかでもつらかったのがうつ症状。うつに関する本や体験談、心理学や自己啓発、はたまたスピリチュアルから占いまで次々と読みました。

でも、こんなに調べたにもかかわらず、私の更年期の症状にあてはまる原因と対処法には行きつけなかったのです。

当時、更年期の情報といえば、医薬品メーカーや医師が発信していた情報が多く、対処法としては「ホルモン補充療法」と「プラセンタ」「漢方」が中心。それらをすでに試している私は、「これが効かないのなら、何かほかの方法を考えなくては」……と、どんどん深みにはまっていきました。

そのように病院での治療に限界を感じるようになっていた中、見つけたのが**「代替療法」**でした。

代替療法とは、西洋医学の代わり、もしくは補完する医療として存在するものの総称です。

私が試みたのは、代替療法の中の一つ**「ホメオパシー」**。

これは、「症状を起こすものは、その症状を取り去るものになる」という考え方をもとに、自然治癒力を引き出そうとする療法。

具体的には、症状を起こすものと同じようなエネルギーをもつ物質を何倍にも希釈《きしゃく》し、そのエネルギーや周波数だけが残ったエッセンス（波動水）をレメディ（ホメオパシーにおける薬のようなもの）という形にして摂取します。

調べてみると都内に専門クリニックがあり、行ってみることに。

細かい問診によって波動を調べ、「これが適している」と判断されたレメディを何種類か継続的に飲みましたが、残念ながら効果は感じられませんでした。

栄養療法でサプリメント代が月4万円超え!?

次に試したのは**「栄養療法」**。きっかけは、「うつは食事と関係する」という内容の本を読んだこと。

「食事でうつが改善するんだ！」

そこで、その専門クリニックで栄養療法検査（自由診療）を受けたところ、「相当な栄養不足」という結果でした。

大量生産される最近の野菜は昔のものと比べて栄養価が低く、たとえばホウレンソウからは10分の1ほどしか栄養がとれなくなっているとのこと。

そのため、どんなに工夫をしても、食事から必要な栄養素を十分にとることは難しいのが現状。ビタミンやミネラルをはじめとする栄養素が慢性的に不足することがすべての不調のもとになっているので、それを解消するにはサプリメントで補うことが必要不可欠、との説明を受けました。

また、摂取した栄養は体内にストックできないため、調子がよくなったらもうとらなくてよいということではない、とも。

「サプリメントを半永久的に飲まなきゃいけないってこと？」

とはいえ、不調が改善したらそのときまた考えればいいか……と、試してみることに。

驚いたのは、サプリメントの金額。提案されたものをすべて購入すると月に6万〜7万円もかかります。サプリメント代がそんなにかかるなんて。さすがにそれだと継続するのは厳しいと思い、最低限必要と思われるものをピックアップしてもらいましたが、それでも月4万円を超えました。

内容はビタミンA、B、C、オメガ3、アミノ酸、鉄、アルギニン、L-システイン、ナイアシンなどで、それを食事ごとに20粒ぐらい飲むのです。

1年ほど服用しましたが、またしても効果を実感できませんでした。

「こんなにいろいろ試しているのに、どうして効かないの？」

と、ますます追い詰められていきました。

ついには、占いに走る！

代替療法でも思うような効果を感じられなかった私は、スピリチュアルの分野にも足を踏み入れることに。

まずは、占い。

若い頃に友人と一緒に恋愛相談をしたことはありますが、真剣に占い師さんを頼ったのは、はじめて。占いですから、当たっていることもあれば、そうでないことも。でも、結果よりも、話を聞いてもらえるメリットが大きかったです。

占い師さんに話を聞いて共感してもらえたり、私の悩んでいることをあらためて言葉にしてもらったりすることで、気持ちが整理され、落ち着きました。

カウンセリングと同じような効果だと思いますが、病院で臨床心理士と話したときより、胸のうちをもっと語れた気がするし、「私のことをわかってもらえた」という実感も強かったように感じます。占い師さんならではの聞き手としての技量の高さや、私との相性のよさもあったのかもしれません。

そこから四柱推命《しちゅうすいめい》、星占いとはしごして、さらにスピリチュアル色の濃い「ヒーリング」にもチャレンジ。

ヒーリングとは、身体や心のエネルギーを整え、自然治癒力を促進するためのエネルギーワーク。ヒーラーは、手などを使い、意図《いと》をもってエネルギーを送ることで、受け手のエネルギーフィールドを整え、ストレスや不調を軽減する療法です。

これらのほかに「ストレスリリース」なども試しました。どれも、一時的に不調は緩和されましたが、改善することはありませんでした。


更年期について調べたときに、たしか10年かかると書いてありました。

でも、そのときはまさか自分もそうだとは、どうしても思えませんでした。

「更年期ごときで、私がこんなになるはずがない！」

結局、更年期の身体と心の変化を、本当の意味で自分ごととは受け止めきれていなかったのです。

第4章

いまの自分を受け入れたら、ようやく光が見えてきた！

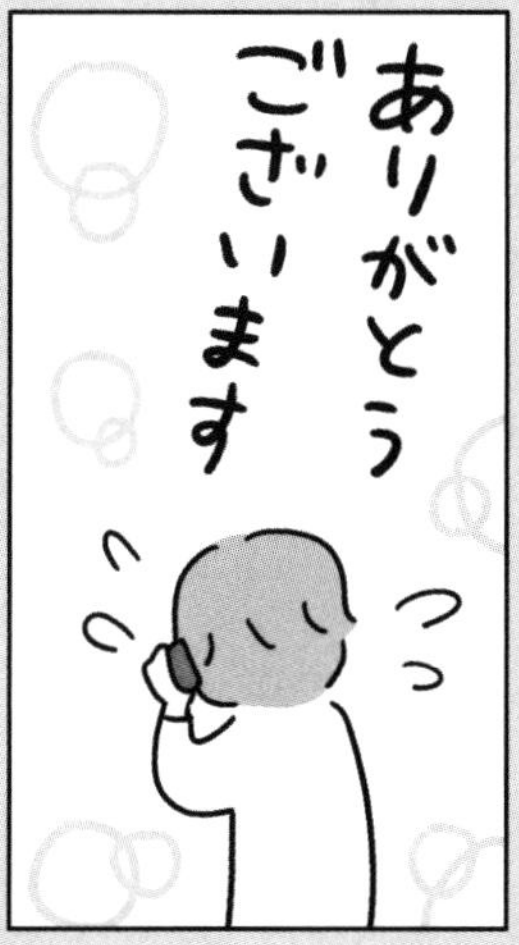

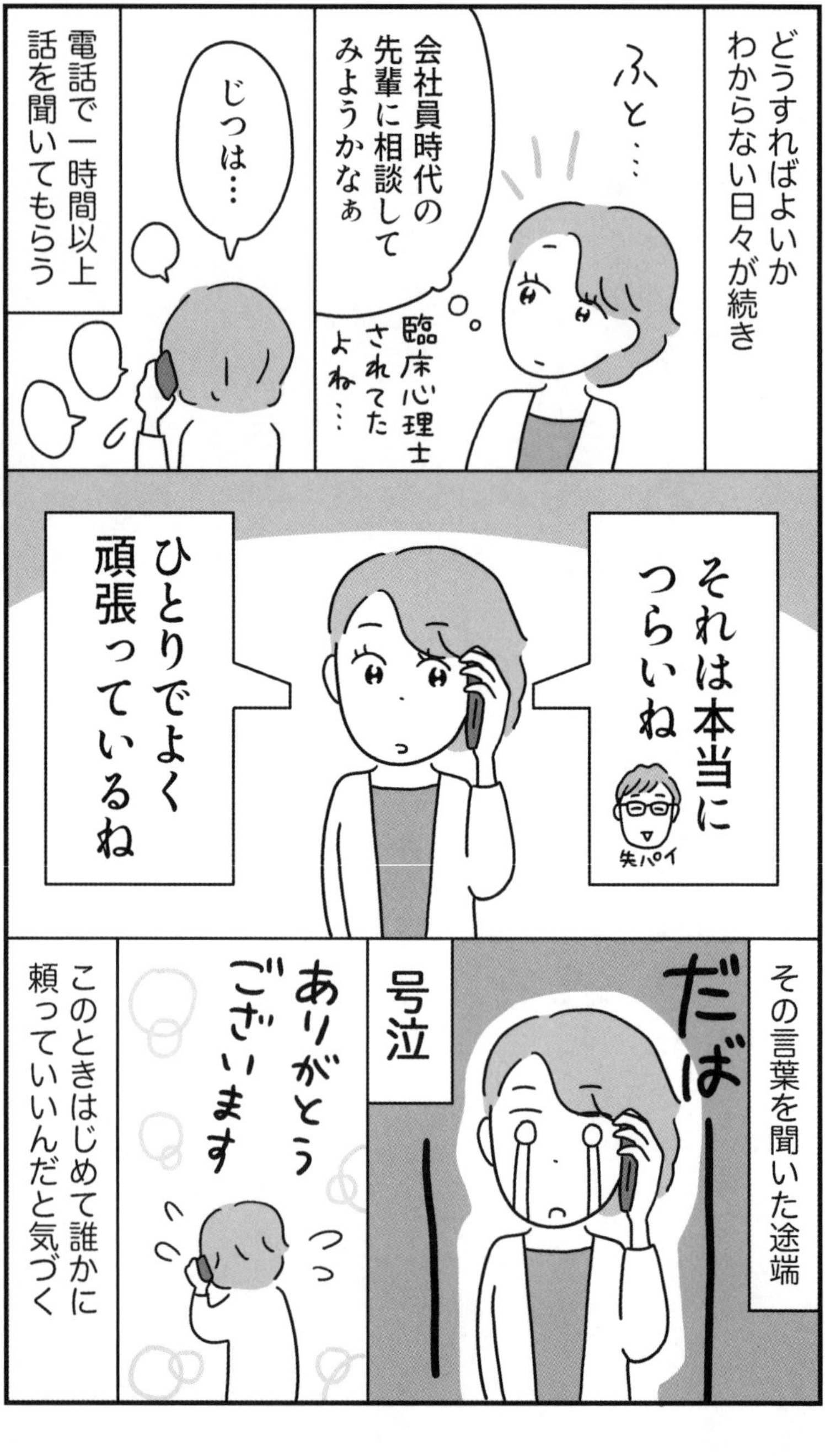
どうすればよいか
わからない日々が続き
ふと…
会社員時代の先輩に相談してみようかなぁ
臨床心理士されてたよね…
じつは…
電話で一時間以上話を聞いてもらう
それは本当につらいね
先パイ
ひとりでよく頑張っているね
その言葉を聞いた途端
だば
号泣
ありがとうございます
このときはじめて誰かに頼っていいんだと気づく

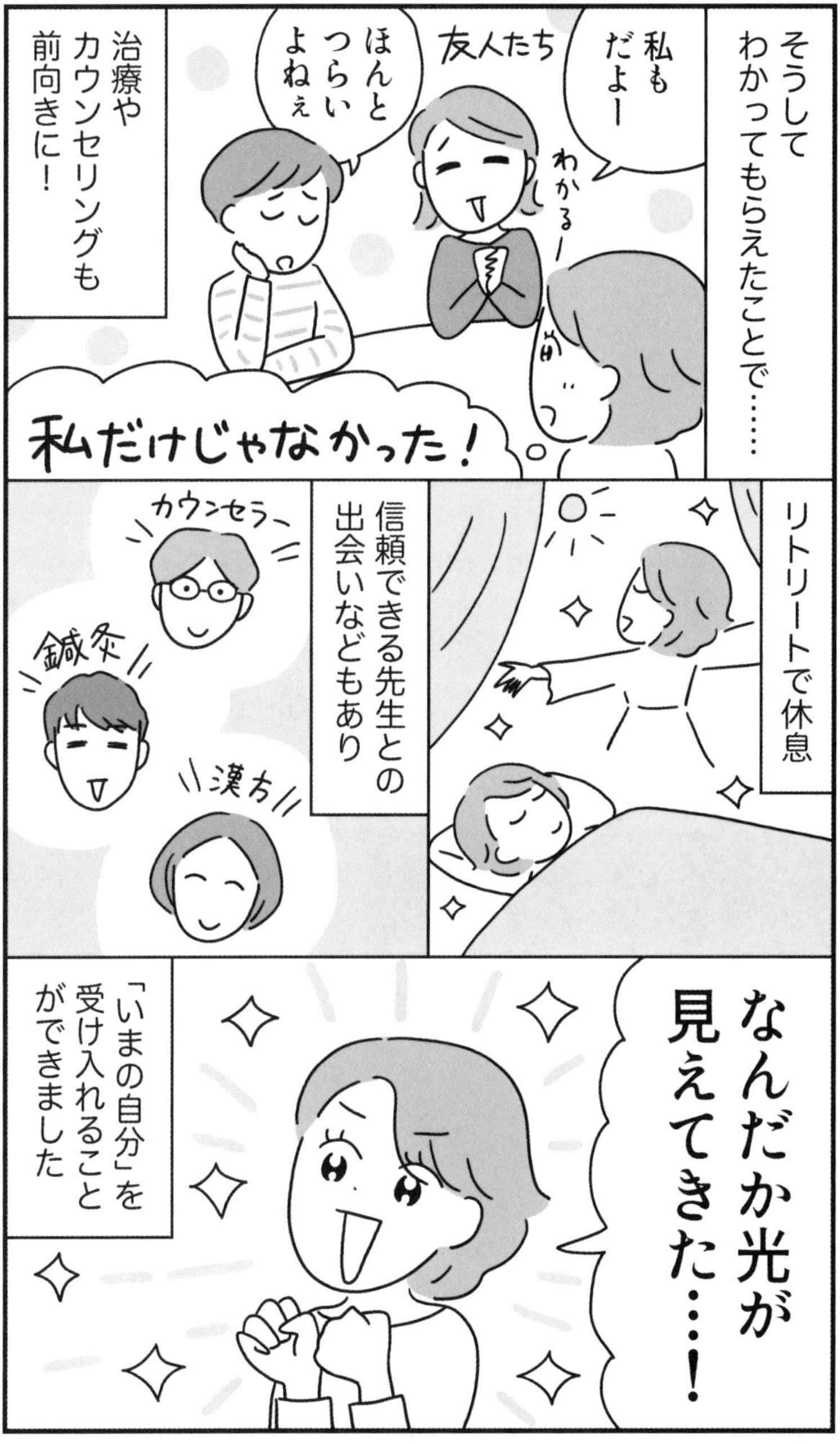
そうして
わかってもらえたことで……
私も
だよー
わかるー
友人たち
ほんと
つらい
よねぇ
治療や
カウンセリングも
前向きに！
私だけじゃなかった！
リトリートで休息
信頼できる先生との
出会いなどもあり
カウンセラー
鍼灸
漢方
なんだか光が
見えてきた…！
「いまの自分」を
受け入れること
ができました

自分の状況を「話したこと」が突破口に！

近所の心療内科では、夫婦でのカウンセリングをすすめられました。

そのときは気が乗らなかったものの、ふと、臨床心理士として活躍している会社員時代の先輩のことを思い出し、いまの状況を相談してみようと思い立ちました。

先輩に打ち明けてみると、1時間以上私の話にじっくり耳を傾けてくれたあと、こう言ってくれたのです。


「それは本当につらいね。ひとりでよく頑張っているね」


その言葉を聞いた瞬間は、思わず号泣《ごうきゅう》。

「そうか、私、なんとかしたくて頑張ってるんだ。ダメになったわけでも、私が弱いわけでもないんだ」

と、感じられたのです。

また、「薬も効かない、認知行動療法も効かないのなら、カウンセリングは試す価値があると思うよ。カウンセラーとの相性によっても効果は違うから、前にダメだったから今度もまたダメなんてことはないから」というアドバイスに背中を押され、「じゃあ、もう少しだけ頑張ってみよう！」という気持ちに。

「話すこと」で、信頼している人に受け入れてもらえることを実感できた体験でした。

そして、先輩から紹介してもらったカウンセリング専門ルームに、更年期の不調中、夫婦で数回、私個人としては2年ほど通いました。

さらに、カウンセリングをきっかけに、**「人に頼ってはいけない（頼ると心配や迷惑をかける）」**という思いこみが少しはずれ、仲のいい友人に少しずつ自分の状況を打ち明けられるようになりました。

すると、同世代の友人には、同じように更年期の症状に悩んでいる人もいて、思いきって話してみたら心を寄せて聞いてもらえ、

「私だけじゃなかったんだ！」
と、ほっとしました。
更年期不調の真っ暗なトンネルのはるか先に、はじめて希望の光が見えてきた。
そう感じました。
その光は、信頼できる人に話したことから、もたらされたもの。
ひとりで抱え込んでいたら、こんなきっかけを得ることはできなかったと思います。

身体と心を休めるリトリートで学んだこと

更年期の不調から抜け出せそうな光が見えたものの、まだまだうつ症状と倦怠感はとれず。そこで、伊豆高原にあるリトリート施設（やすらぎの里）に出かけてみることにしました。

じつは私は33歳のときに過労で倒れたことがあります。その際、ここで過ごして身体が整い、その後の回復が早くなったことを思い出し、「もしかしたら更年期の不調にも効果があるかもしれない」と考えたのです。

そして1週間、自然豊かな環境で規則正しくゆったりとした自分だけの時間を過ごしながら、身体と心を休息させました。

○日常生活から離れて自然豊かな環境に身を置く
○毎日、同じ時間に起床し、食事をとり、決まった時間に眠る
○瞑想《めいそう》やストレッチで身体や心を整え、散歩など軽い運動を行なう
○食事は素材を生かした養生食《ようじょうしょく》を1日2回
○パソコンやスマホは開かず、デジタルデトックス（自主的に）

すると、滞在4日目くらいから、倦怠感が少しやわらぎ、眠れるようになってきました。感情の起伏も穏やかになって自分が整っていくのを感じ、7日目には「少し元気になったかも」と手応えがありました。

自然に癒やされながら規則正しい生活をすることで身体が整い、休息できたことで、自律神経の乱れが少しおさまったのでしょう。

この経験を通して、

「自律神経が整えばラクになるんだ。ならば、日常でも自律神経を整える生活をすれば、更年期の症状にも効果があるはず」

と気づいた私。

そのことをやすらぎの里の大沢剛《おおさわつよし》先生にお話しすると、次の二つをすすめられました。

①朝太陽の光を浴びるようにする

②気分のいい日は5分でも家のまわりを歩いてみる

朝日を浴びると、体内時計がリセットされて交感神経と副交感神経のバランスが整い、幸福感をもたらすセロトニンが生成されるのだそうです。

また、ウォーキングをすすめるのは、セロトニンの分泌にはリズム運動（一定のリズムをくり返す運動）が効果的だからとのことでした。
更年期の不調の原因と対処法が、少しずつ自分の中で整理されていきました。
学んだことを、いまの自分にできることに変換するとなんだろう……そんなことを考えながら帰途につき、そしてこう決めました。

生活の中に「**自律神経を整える習慣**」を少しずつでも取り入れていこう。

リトリートがきっかけで、生活に少し変化が生まれたのです。

カウンセリングの効果、やっとわかった！

すると、カウンセリングの効果にも変化があらわれました。心に余白ができたのでしょうか。自分を少しずつ客観視できるようになってきたのです。

これまでの経験でカウンセラーとは相性が大事だということは、わかっていました。

じつはこの「相性」には**「自身の価値観」**が反映されやすいのです。

私の場合、社会的評価に信頼を感じやすいタイプのため、専門性があり、実績が多いカウンセラーからのアドバイスのほうが受け入れやすい傾向があります。

先輩から紹介してもらったカウンセラーは企業勤務だった経験もあり、働きたいという私の気持ちにも共感してくれ、私自身の思考ぐせに気づかせてくれました。

カウンセリングは、たとえば、こんな感じでした。

「きよまりさんの苦しいと思うことは何ですか?」
「家事ができないことです」
「家事ができないとどうして苦しいの?」
「仕事が思うようにできていないので、家事くらいは頑張ろうと思うのだけど、それもできなくて。家族に申し訳ないんです」
「じゃあ、仕事ができていたら、家事が十分にできなくてもいいの?」

「そうかもしれません。だって忙しかったら仕方ないって家族も思ってくれそうだし」

「仕事ができないと家事をしなきゃダメなの？　どうしてそう思うのかな」

「私は自分に自信がないから、いつも何か役に立ってないと存在価値がない気がして」

「何か役に立っていないと存在価値はないの？　生きているだけじゃダメなの？　それを息子さんが言ったらどう思う？」

「息子だったら『生きているだけでいい』って言います」

「じゃあ、どうして自分に言えないの？」


カウンセリングを通じて、自分自身を責《せ》めてしまう理由や、ありのままに現状を受け入れられない原因がだんだんわかってきました。


「頑張れば必ず成果が出る（**頑張らないと成果は出ない**）」

「仕事ができることに価値がある（**できない自分は価値がない**）」

「他人に頼ると迷惑をかける（**だから相談してはいけない**）」

「決めたら最後までやり遂《と》げるべき（**途中でやめてはいけない**）」

こういう私の思考ぐせが、ビジネス面では成果につながっていたのも事実です。

一方で、不調で苦しんでいる自分をさらに追い込む原因になっていたこともわかってきました。

「そうか、私ってこんな思考ぐせをもっていたんだ」

カウンセリングによって自己理解が進み、だんだん整理されていきました。

また、夫もカウンセラーからのアドバイスを受け入れ、私への接し方を少し変えてくれるようになりました。

鍼灸《しんきゅう》の先生が教えてくれた身体とのつき合い方

信頼できるカウンセラーに出会え「自分を受け入れてくれる場所がある」という安心感を得られたことで、友人から紹介された鍼灸にも行ってみることに。

最初に先生は私の身体を診《み》ながら、

「『気』不足で気がめぐっておらず、内臓を含めて全身がとても冷えています。まずは気をめぐらせるよう頑張りましょう。でも、ここでの治療だけですぐには改善しません。朝太陽の光を浴びるとか、軽く歩くとか、自分でもできることを少しずつ合わせてすることが大事です。更年期の時期は身体が大きく変化していますから、このように体調不良があるのは当たり前。**だから、大丈夫。心配しなくても、いずれ必ず不調は改善しますから**」

とはっきり言ってくれました。

そして、治療を受けるようになってからも、「効果をまったく感じないです」とか「この倦怠感がつらいんです」と私が訴えると、「前回より施術後ちょっとだけ手があたたかくなりましたね」「背中にお灸《きゅう》すると反応が出るようになりましたよ」と小さな変化を必ず伝えてくれます。

体調がよくないと、つい「不調を感じていないときの元気な自分」と「いまの自分」とを比べてしまうため、小さな変化には気づきにくく、「全然よくなっていない」と落ち込んでしまいがち。

けれど、**更年期の不調の場合、比べるべきは「不調前の元気な自分」ではなく「不調に悩む昨日の自分」。**先生から、治療によって少しずつでも改善していることを教えてもらうたびにとても励《はげ》まされました。

ほかにも「コーヒーは午後4時頃までにしておいたほうがいいですよ」など、不調を抱えていても実践できそうなアドバイスもたくさんいただき、それらを全部でなくても、また、毎日でなくても、いまの自分ができることを行なうことで、少しずつ自信がついていきました。

先生から毎回小さな変化を伝えてもらえることで、自分では症状の改善を感じなくても焦らず過ごせるようになったのです。

やっとたどり着いた！「私の更年期理解、最初の一歩」

更年期について学ぶようになって、はじめて「更年期外来」という専門の診療科があることを知りました。

専門医ならこれまでとは違う提案があるかもしれないと思いましたが、すでに私は医療的にできる更年期治療をいろいろ試したあとだったため、同じ治療法しかできないことがわかりました。

ただ、「ホルモン補充療法は時期により、効果を感じることがあるかもしれないので、再度トライしてみてはどうですか？」と提案され、3回目のホルモン治療を受けることになりました。

ですが、第3章でお話をしたように、私はホルモン補充療法の効果実感がないタイプだったようで、残念ながら効果を得られませんでした。

そこで更年期外来での治療はやめて、代わりに同じ大学病院の漢方外来へと移ることになりました。

この漢方外来の木村容子《きむらようこ》医師との出会いが、私の更年期不調への理解を深めてくれました。これまでのつらい症状や、なかなか効果が実感できない理由などが、少しわかってきたのです。


木村医師は、初回の診察時に、この時期の心身の変化にどのように順応すべきかについて次のように話されました。

「更年期は約10年と長いので、漢方をうまく使って体調を底上げしながら、同時に、この体調になじめるよう自分自身も変化させていく必要があります」

なかでも、印象的だったのは、

「結局、つらい理由は『過去の自分に戻りたい』と考えるから。『いまの自分を受けいれる』ことから、最初の一歩が始まるんですよ」

という言葉。

東洋医学では、女性のエネルギーのピークは28歳で、その後は徐々にエネルギーが落ちていくため、以前と同じ身体の状態に戻ることは決してないのだそう。

「そのことを理解したうえで、自分自身で自分の身体を養生していくことが大事」

そうおっしゃって、セルフケアの大切さを説かれました。


「いまのきよまりさんの身体は、ホルモンの減少や年齢による急激なエネルギーの減少による変化に対応しようと、かなりのストレスがかかっています。だから、それ以外のことで、自分自身に負荷をかけない生活を心がけましょう。

また、ストレスに負けない身体をつくるには休息と食事が重要。身体は正直ですから、ちゃんと休めて、栄養がとれていれば元気だし、できなければ、不調があらわれます。漢方はあくまで手助け。自分で栄養をとれるようになることが大事。そのためには、十分な休息が大事なんです。睡眠がしっかりとれたか、食事や便通がどうだったか、気持ちはどうかなどメモをして、自分の状況を把握しておくことも必要です」


さらに、治療方針をこのように立てられました。

「現時点では、複合的に不定愁訴が出ているため、一度にすべてがよくなるというわけにはいきません。まずは、いちばんつらいと感じているうつ症状と倦怠感とを少しずつ改善する治療を行なっていきましょう」

木村医師の処方される漢方薬によって、すぐに症状が緩和されたわけではありません。でも、治療を進めるにあたり、毎回きちんと向き合い「なぜ、こういう状態になっているのか」について説明してくださるので納得できましたし、何より安心感がありました。

更年期の不調が始まってから、すでに3年目に入っていました。

「私らしく生きる更年期」について始めた学び

この時期もう一つ取り組んだのが、更年期についての学び。

友人に自分の症状を打ち明けて、話をしたのをきっかけに、更年期について学べる場があることを知り、学びをスタートしました。

メノポーズ協会はじめさまざまな更年期の協会の講座、産婦人科医の講演など、更年期に関して学べる講座や講演にいくつも参加し、不調が起こる原因と女性特有の健康問題がどのようにキャリアに影響を及ぼすのかを学びました。

その中で、更年期の不調を引き起こす要因は一つではなく、

「身体的要因（女性ホルモンの減少）」×「外的要因（環境）」×「心的要因（気質）」

この三つの要因がそれぞれ複雑に絡み合ったものだとわかりました。

身体的要因とは、女性ホルモンの減少です。これは誰にでも起こるものです。

外的要因とは、環境のことです。たとえば子育てや子どもの巣立ち、親の介護、結婚・離婚といった家庭環境の変化、あるいは昇進や転職・退職、起業などの職場環境の変化など。それ以外にも、近年の異常気象なども環境要因になります。

ただ、環境は家族や会社など周囲の人もかかわることなので、自分の力だけで変えることは難しいものもあるかもしれません。

心的要因とは、気質が引き起こす心の状態のことです。よく「性格」が影響するとい

われます。

真面目《まじめ》な人や完璧主義の人などが、症状が重くなりやすいと書かれていることが多いようです。

性格とは、先天的なものと後天的なものがまじりあって、形成されます。

ただ、性格といわれてしまうと、自分ではどうしようもないものと感じる人も多いようです。「よい」「悪い」という言葉と一緒に使われることもあるので、評価ととらえる人も。

そこで本書では、この「性格」を**「気質」**という言葉で説明したいと思います。

ですから、ここでいう「気質」とは、「価値観に思考ぐせが加わったもの」と考えてください。また、「思考ぐせ」とは、過去の経験や生まれもった素質から来る価値観から、無意識に「思ってしまうこと」を指します。

心理学では、「認知のゆがみ」といわれたりもしますが、偏った思考ぐせをもっていることで、ネガティブな心理状態を引き起こします。

同じ出来事でも、とらえ方によって心理状態はまったく違うものになります。

たとえば、楽しみにしていた休日に雨が降ったとき、

「雨音がキレイだな。今日はゆっくり家の中で本でも読もう」

「雨が降っているせいで、出かけられなくなった。せっかくの休日なのに」

同じ状態ですが、感じ方が違っていますよね。


また、どんな人でも「プラス思考」と「マイナス思考」はもっているもの。でも、どちらでとらえることが多いかによって、ストレスの感じ方が変わってきます。

つまり、ホルモンの減少は誰にも起こるけれど、環境や心の状態は人それぞれ。それが更年期症状の多様さをもたらしているのです。

私の更年期でも、大きなターニングポイントとなったのは、この更年期の三つの要因を学んだこと。なかでも、**心のよい状態が更年期を快適に過ごすための大きなカギになる**ということを知ったことです。

自分の過去を振り返る効果

不調の要因の一つである「気質」に気づくためには、自分の価値観を理解し、思考ぐせを知ることが大事になります。

価値観や思考ぐせは、その人の素質や過去の経験により形成されます。

私は、カウンセリングの中で、努力することで評価やキャリアを手に入れてきた経験をふまえ、「頑張れない自分はダメ」とか、母に小さい頃から言われ続けてきた「人に迷惑をかけちゃいけない」という思考ぐせをもっていることなどに気づきました。

私のような思考ぐせは「べき・ねば思考」にもつながるのが厄介《やっかい》なところ。

「仕事を優先すべき」

「頑張って、成果を出さねば」

「人に迷惑をかけるから、自分がやらねば」

元気なときは成果につながりますが、心身が弱っているときは大きな負荷となります。体調不良でも頑張り続けてしまうのですから。

私の更年期不調がより苦しいものになってしまったのは、この思考ぐせも大きいと感じています。

またカウンセリング以外では、この時期学んだ「マイライフデザイン」プログラムにおける**自分史の振り返り**も、自己理解の大きな助けになりました。

価値観や思考ぐせは、子ども時代や学校・職場における成長プロセスの過程での成功体験・失敗体験などに隠れているもの。

自分史では、自分年表を作成し、振り返り、互いに対話を通じて理解を深めていきます。このワークを通じて、過去の具体的な経験が、いまの私の価値観をつくっていることを知りました。

また、他者との対話を通じて、似たような経験をしても、同じような価値観になるわけではないという気づきもありました。

さらに、この価値観を言語化するのに、「統計心理学 i-color」（183ページ参照）を学びました。

価値観や思考ぐせを知るには、このように、過去の経験を振り返ることと同時に、それを言語化できるかも大事。価値観は行動に結びついているので、わかりやすい言葉で理解できないと行動が変わりにくいのです。

価値観や思考ぐせを言語化できるアセスメントツールはいろいろあるので、それらを利用すると、自己理解が進むと思います。

脳のしくみ、習慣化の学び

では、思考ぐせを直すにはどうすればよいか。

それにはまず脳のしくみや働きを知るのが有効です。

私たちは多くの情報の中から自分が関心のある情報を見つけることができます。これは、脳の「選択的注意」という働きです。「特定の情報に注意を向ける」と、「それ以外の情報を無視する」という二つの特性があります。

脳は一度に多くのタスクを処理することができません。一つのことに焦点をあてると、ほかのことに気づかなくなります。この特性を利用して思考ぐせを変えていくのです。たとえば、「プラス（ある）」の情報に目を向け続けると、自然と「マイナス（ない）」の情報が目に入りにくくなります。

この特性はパソコンのフォルダのように考えるとわかりやすいです。

マイナス思考の人は常に「マイナス」フォルダが開いているような状態です。**思考ぐせは生まれもったものではなく後天的なものなので、意識的に「プラス」に焦点をあてることで、変えることが可能**です。

たとえばうれしかったこと、楽しかったことなど自分にとってよいことを記録したり、感謝するなどプラス思考を伴う行動を増やしたり。私も普段から「プラス」に焦点が向く行動を増やすことで、思考ぐせを変化させていきました。

こんなふうに、**更年期の不調の原因を理解し、原因に合わせて対処していくことで、**
私自身が不調を乗りこなせるようになっていきました。
更年期不調が判明して、4年過ぎた頃でした。

第5章

更年期のこと、知っていたら怖くない、振り回されない！

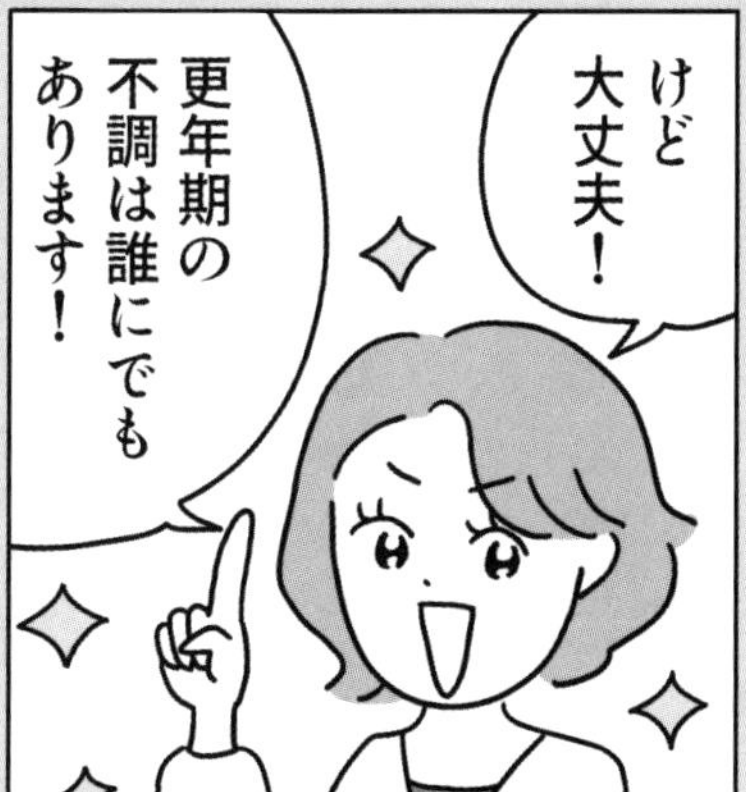
けど大丈夫！
更年期の不調は誰にでもあります！

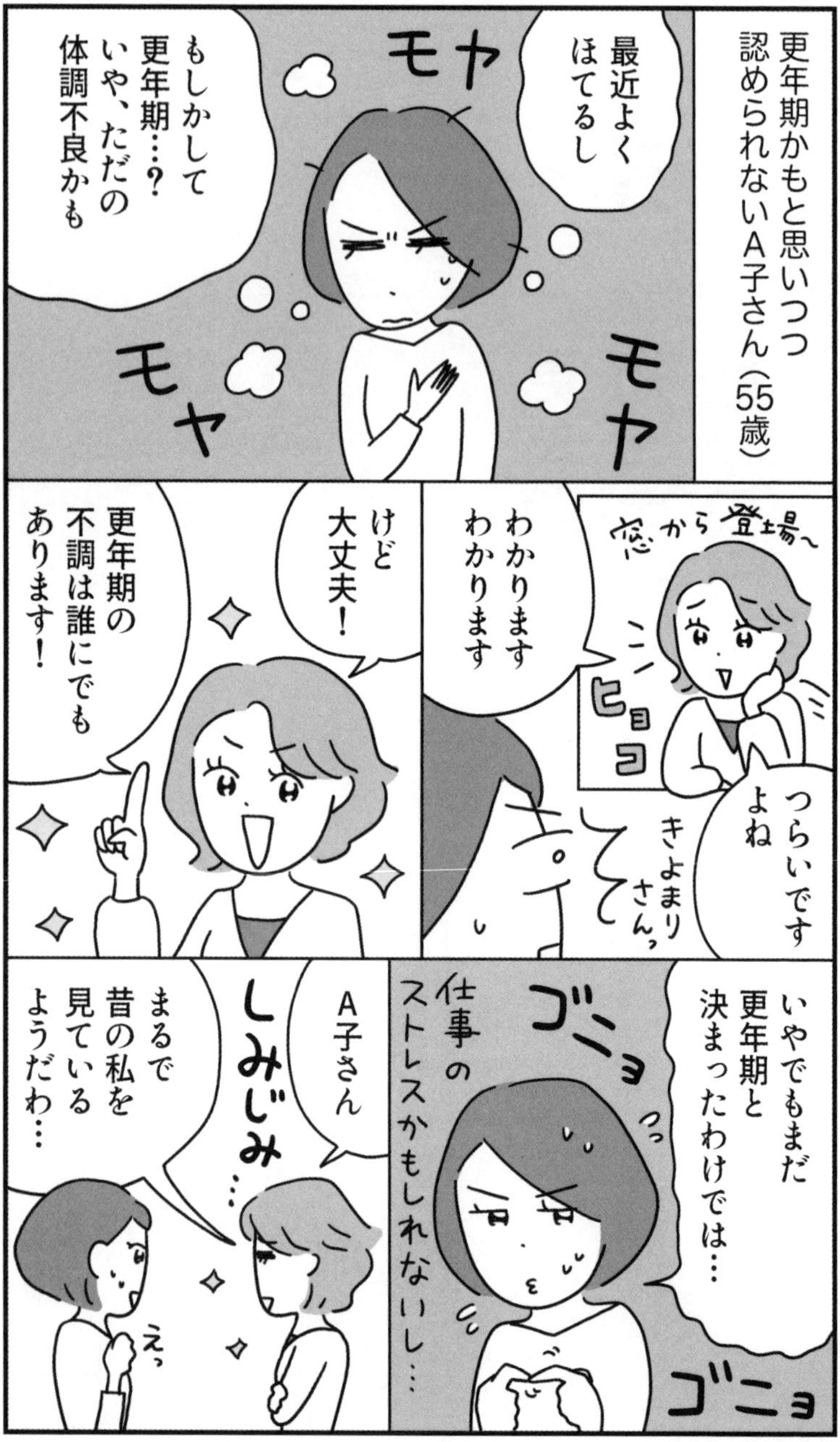
更年期かもと思いつつ認められないA子さん（55歳）
最近よくほてるし
モヤ
モヤ
モヤ
もしかして更年期…？いや、ただの体調不良かも
窓から登場～
ヒョコ
わかりますわかります
つらいですよね
きよまりさんっ
けど大丈夫！
更年期の不調は誰にでもあります！
いやでもまだ更年期と決まったわけでは…
ゴニョ
仕事のストレスかもしれないし…
ゴニョ
A子さん
しみじみ…
まるで昔の私を見ているようだわ…
えっ

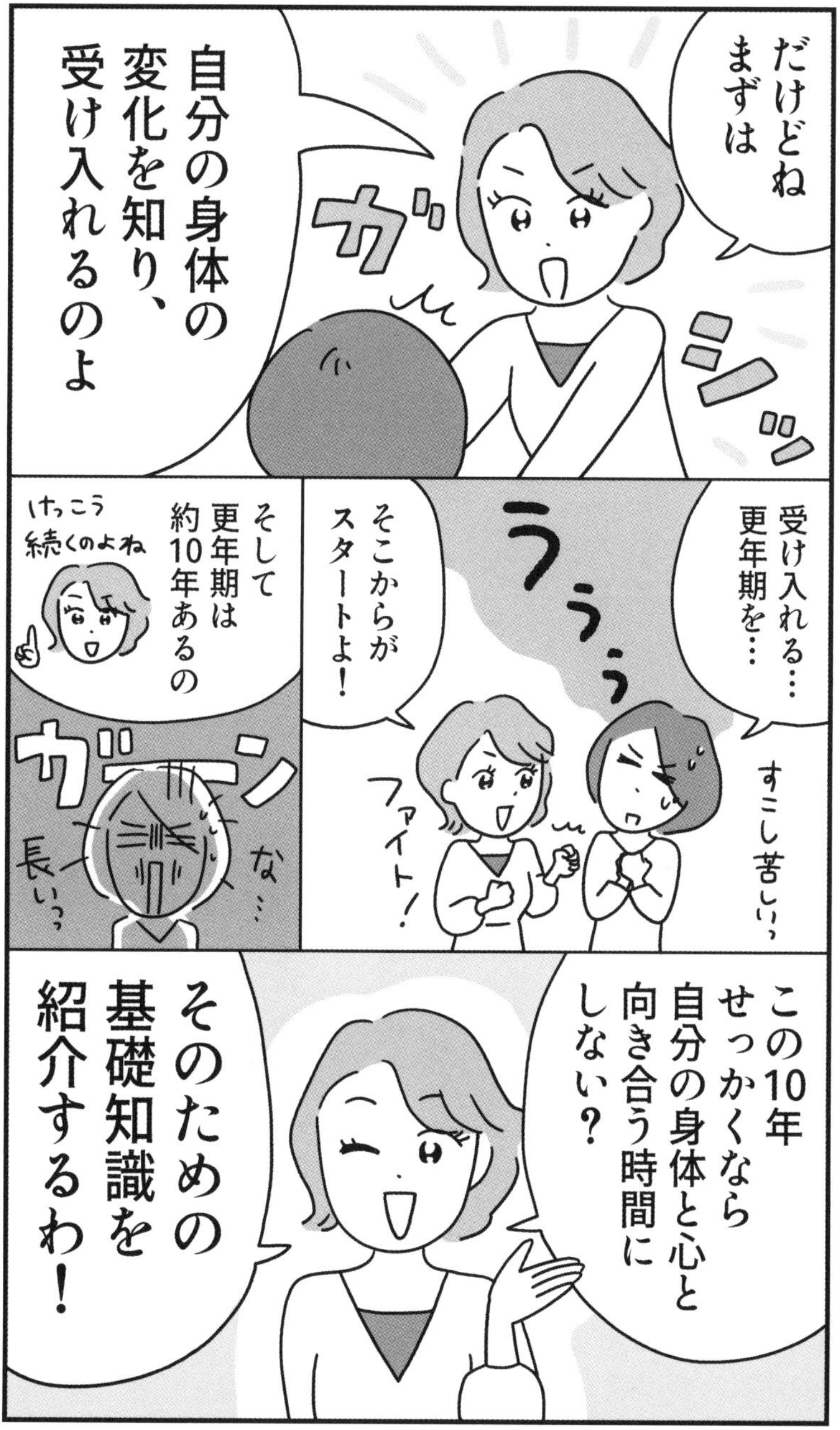
だけどね
まずは
自分の身体の
変化を知り、
受け入れるのよ
ガッ
ミシッ
受け入れる…
更年期を…
うぅぅ
そこからが
スタートよ!
ファイト!
すこし苦しいっ
そして
更年期は
約10年あるの
けっこう
続くのよね
ガーン
長いっ
な…
この10年
せっかくなら
自分の身体と心と
向き合う時間に
しない?
そのための
基礎知識を
紹介するわ!

これって、更年期？　そんな不調を感じたら……

「どうやって更年期の不調を乗りこなせるようになったんですか？」

更年期講座や座談会などでお話しすると、よくそのように聞かれます。


さまざまな経験を通じて、行きついた答えは、**自分自身が更年期を受け入れること。**

そのうえで、**更年期のしくみを理解し身体と心のセルフケアをすること**です。

そのためには、信頼できる医師、身体や心のプロのサポートも大事です。


まず大前提として、**更年期の不調は誰にも起こりうるもの**だということを理解してください。程度の差はあれ、ホットフラッシュや気分の落ち込み、不眠など、多くの女性が不調を経験します。

更年期は、身体の大きな移行時期。月経が始まる思春期同様、身体に大きな変化が起こる時期です。

ただ、更年期の場合、月経のように経血が始まるというようなわかりやすいサインはありません。ですが、身体は大きく変化しているので、心身に負荷がかかり、不調という形であらわれてくるのです。

更年期の症状は年齢による身体の変化のため、不調を感じても仕方ないとあきらめてしまう人や不調を認めてしまうとさらに具合が悪くなりそうだからと、あえて放置してしまう人もいるような気がします。それが更年期の不調を重くしてしまう原因になったりします。

「更年期を受け入れる」とは、あきらめることではありません。また、見て見ぬふりをすることでもありません。**更年期には、ちゃんと対処法がある**のです。

更年期は約10年。この時期の不調を「仕方ない」とあきらめて過ごすのか、自分の身体と心に前向きに向き合うかで、更年期以降の人生にも大きく影響します。

10年って、けっこう長いです。

せっかくだから、自分の身体と心に向き合う時間にしてみませんか？

ここまで、私の体験をお伝えしましたが、私自身も身体の変化を受け入れ、更年期のしくみを理解して自分の身体と心への対処をしていれば、まったく違う更年期になったのではないかと感じています。少なくともあれほどまでに翻弄されなかったのではないかと思うのです。

大切なのは、不調を感じたときに「この症状は更年期かもしれない」と自分の身体と向き合えるよう、事前に知識を得ておくこと。

そこで、この章では、更年期についての基礎的な知識をお伝えします。まずは「更年期ってこういう感じなんだ」と、知ってもらえればと思います。

基礎知識編……そもそも更年期って何？

更年期とは

「更年期」とは、閉経前の5年間と閉経後の5年間とを合わせた10年間のこと。日本人の平均閉経年齢は50・5歳なので、更年期の具体的な年齢は45～55歳といわれます。ただ、あくまでも平均閉経年齢なので、個人差があります。近年では、52歳とする説もあります。

このように、更年期は、身体や心の不調を指すのではなく時期のことを指します。

更年期と閉経

閉経とは、どのような状態を指すのでしょうか？　単に月経が止まるだけではありません。閉経は「最後の月経から12カ月間出血が一度もない状態」を意味し、閉経年齢は最後の月経があった時点の年齢を指します。

閉経の時期は個人差が大きく、40代で閉経を迎える人もいれば、50代後半まで月経が続く人もいます。

閉経が近づくと、月経期間や周期に乱れが生じることが多いのが一般的です。月経の間隔が短くなったり、経血の量が突然増えたり、長く続いたりするなどの変化のあと、月経の周期が2〜3カ月に1回まで減少し、最終的に閉経を迎えます。多くの場合、月経が不順になった数年以内に閉経します。

なかには月経周期が順調にもかかわらず、突然月経が止まり、そのまま1年以上生理が来ず、閉経を迎えるというケースもあります。

閉経前は、更年期不調とともに、出血量が増えて貧血を引き起こすなど月経トラブルが増えることもあります。

閉経後には、女性ホルモンの分泌がほぼゼロに近づくため、コレステロール値の増加や骨密度の低下なども見られるようになってきます。

◎更年期に不調があらわれる要因

更年期症状が起こる三つの要因、「身体的要因（女性ホルモンの減少）」×「外的要因（環境）」×「心的要因（気質）」のうち、すべての女性に共通するのは女性ホルモンの減少。30代後半から衰え始めていた卵巣機能が更年期になるとさらに進み、長年分泌されていた女性ホルモン（エストロゲン）が急激に減少していきます。

このように、更年期には、女性ホルモンの分泌が急激に減少することで、ホルモンバランスが乱れます。

ホルモンと自律神経は脳の視床下部《ししょうかぶ》にあるため、ホルモンバランスが乱れると、自律神経のバランスも乱れることに。そのため、この時期は、自律神経の乱れによるめまいやほてり、頭痛、倦怠感などの不定愁訴があらわれやすいのです。

つまり、更年期は、ホルモン減少による症状と自律神経の乱れによる症状とが重なるため、大きな体調の変化や不調を感じることになるわけです。

こうした更年期に起こるさまざまな症状が「更年期不調」となるのです。

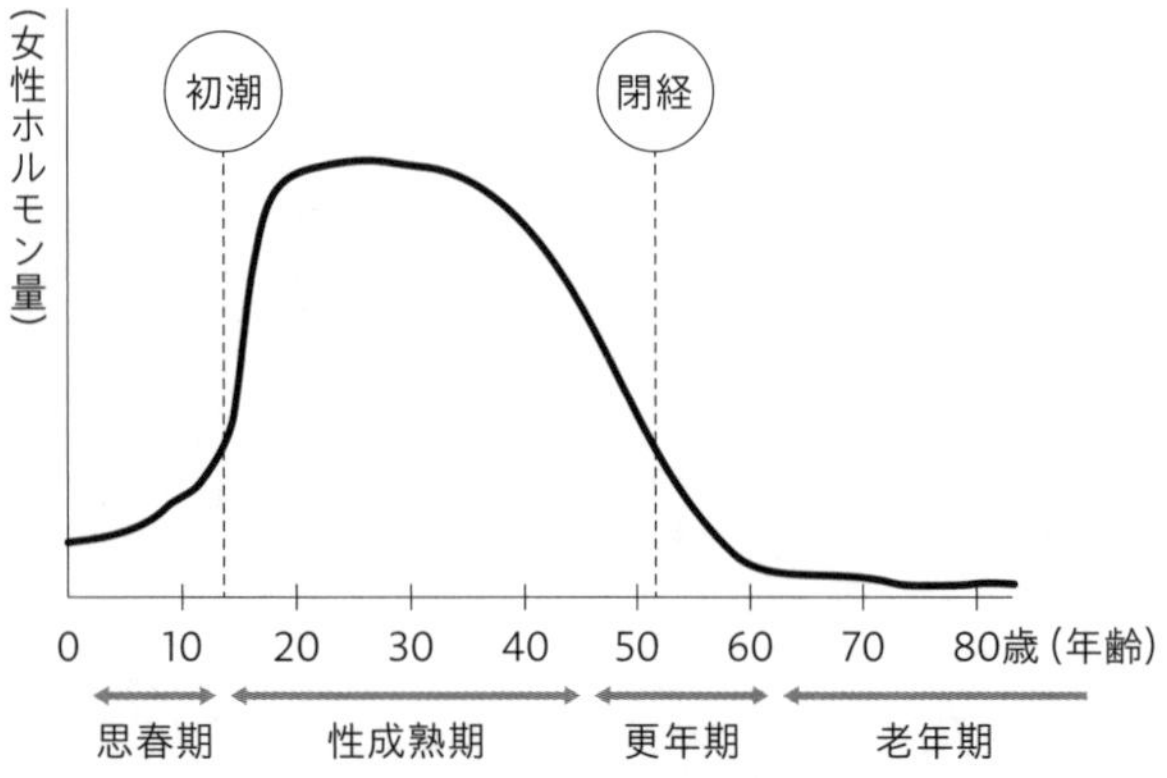

閉経前後で女性ホルモンが急激に減少

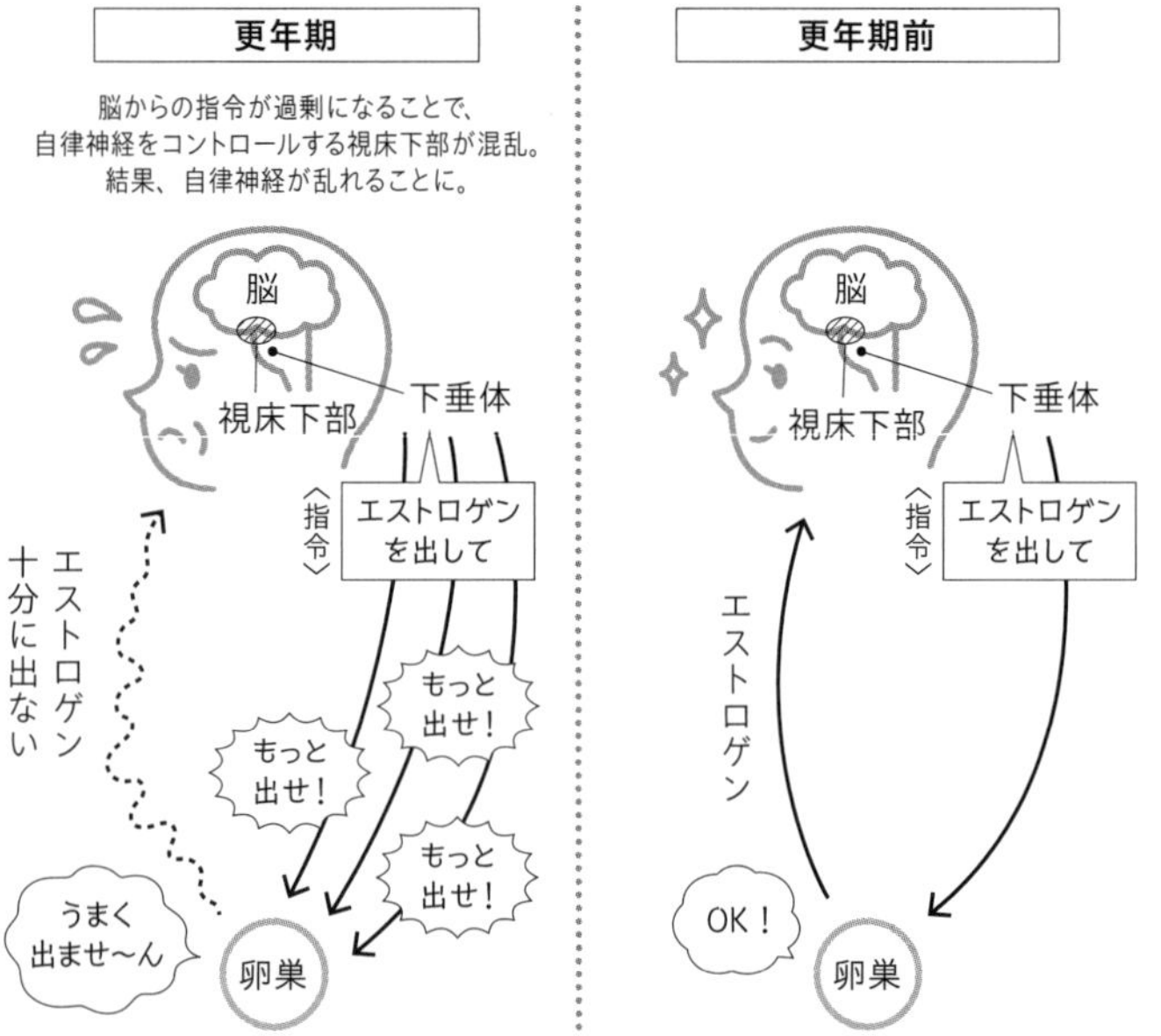

更年期不調が起こるしくみ

多彩な症状が悩みを深くする

更年期不調が厄介なのは不定愁訴が多く、本人が気づきにくいこと。

よくある勘違いに、

「ホットフラッシュがないから更年期ではない」

などと思ってしまうこと。

ですが、更年期症状は、ホットフラッシュのような自分も周りもすぐわかるものだけではありません。

日本人の更年期女性に見られる症状としてもっとも多いとされるのは、「肩こり・身体のハリ」「疲れやすさ」「冷え」といった不定愁訴です。

また、ホットフラッシュよりも「不眠」「抑うつ」などの精神的な症状を感じる人のほうが多いというデータもあります。（「更年期の不調に関する意識調査」花王　生活者情報開発部調べ　２０２１年12月）

さらに、ドライアイ、皮膚の乾燥、アレルギー、頻尿など、更年期症状のイメージと

更年期にあらわれる主な症状

自律神経失調症状（身体）	のぼせ、発汗（ホットフラッシュ）、不眠、寒気、冷え、動悸、息苦しさ、疲労感、倦怠感、頭痛、肩こり、めまいなど
自律神経失調症状（心）	イライラ、くよくよする、怒りっぽい、抑うつ気分、涙もろくなる、集中力の低下、意欲の低下、記憶力減退、もの忘れ、不安感、焦りなど
その他の症状（ホルモン減少によるもの）	腰痛、関節・筋肉痛、手のこわばり、むくみ、手足のしびれ、吐き気、食欲不振、腹痛、便秘・下痢、肌の乾燥、ドライアイ、ドライマウス、湿疹、かゆみ・蟻走感《ぎそうかん》、頻尿、性交痛など

かけ離れているようなものまであります。

このように更年期の症状は多岐にわたり、その数、なんと200〜300種類！

それらが単独ではなく、複合的にあらわれることが多いため、「この症状だから更年期不調」というのは難しいのです。

医師でさえ、それが更年期の症状なのかどうか、判断がつかないこともあります。

また、更年期不調に似た症状で、甲状腺異常など別の病気が隠れていることもあります。

ですから、「何かいままでと違う」と思うことが少しでもあれば、ためらわず婦人科を受診することをおすすめします。

◎身体の自然な変化なので、誰にでも起こる

一方、更年期をあまり問題なく過ごせるという方もいます。「更年期に「更年期不調」を感じる女性はおおよそ6割といわれています。ただ、更年期を過ぎた方に聞いたアンケートでは9割が、なんらかの不調症状を感じていたという回答もあります。

更年期の症状には環境や気質もかかわっており、女性ホルモンの減少という身体の変化は同じでも、人によって症状の感じ方は異なります。

症状がごくわずかで、気にならないレベルから、それまで通りの生活を送るのがやっとという病気レベルまで、じつにさまざま。

このギャップは、あとで振り返ってみれば「あれがそうだったのかも」と思う方がある一定数いることを示しているのかもしれません。そのくらい、更年期の症状はわかりにくく、自覚しづらいといえるでしょう。

更年期症状を負担に感じない人がいる一方で、仕事や家事ができないなど「日常生活に支障が出るほど重くつらい心身の症状」に見舞われる人が2割強いて、「更年期障害」という病気と診断されます。

医師によっては「更年期障害」という病名は使わず、「更年期不調」と表現することもあります。


このように、人によってあらわれる症状やその重さは千差万別《せんさばんべつ》。そのため、更年期は女性なら誰もが通る道でありながら、女性同士でもわかり合えないこともあるのです。

更年期は約10年続きます。不調をあまり感じなかった人でも、時期によって不調を感じることがあります。同じ人でも症状が変化し、またその程度も軽くなったり重くなったりとグラデーションがあるのです。

このことを知っておくだけでも、変化する自分の不調に戸惑うことが少なくなるように思います。

遺伝や生理痛の重さと関係あるの？

「生理がこんなに重いと更年期はどうなっちゃうんだろう」

このように心配する方がいますが、「生理の重さと更年期症状の重さとに関係がある」とするはっきりとしたエビデンスはないようです。

また、「更年期障害は母娘で遺伝する」といわれることがあります。

卵巣機能は遺伝性があるものの、症状の重い軽いは、環境や気質で変わるので、必ずしも母娘で同じとは限りません。

月経不調と違ってサインがない

月経不調と比較すると、更年期は、閉経前後10年という特徴から、閉経してみないと、自身の更年期の時期がわからないという特徴があります。

閉経には、個人差があり、必ずしも月経不順を伴うわけではなく、順調だった生理がある日ぱたっと止まり、そのまま閉経を迎えるケースもあります。

このように、あとになってからしか答え合わせができず、これも更年期を自覚しにくいポイントの一つです。

◎伝えるのは心理的ハードルがある

私が講師を務める研修や講座の中で、いろいろな方のお話を聞いていると、更年期を受け入れ、周囲に不調を伝えるには、いくつか心理的ハードルがあるように感じます。

一つは、**加齢につながるイメージ**です。女性ホルモンの減少が引き金であるため、見た目も大きく変化します。いままで女性ホルモンで守られていた肌のハリやうるおい、髪質などが変化することで、自分自身も年齢を意識する機会が増えてきます。更年期を周囲にあえて伝えることに抵抗を感じる人は多いようです。

もう一つは、更年期はすべての女性が通過するため、たとえ不調を抱えていたとしても、**周囲に伝えるのは自分自身の「甘え」なのではないかと思ってしまうこと**もあるようです。

また「**キャリアに不利益になるのではないか**」などの不安から周りに伝えられないという人もいます。でも、その結果、不調にもかかわらず無理をしてしまい、どんどん悪化させてしまうことも珍しくありません。

◎プレ更年期の女性が増えている

更年期の手前の30代後半〜45歳に、ほてりやだるさ、イライラ、めまいなど更年期に似た症状を感じる「プレ更年期」の女性がいま増えています。

原因は二つあります。

一つは、**ホルモンの変化**です。30代後半から卵巣機能がゆるやかに低下し始め、エストロゲンの分泌量はまだ保たれているものの、身体の中では徐々に減少する女性ホルモンのゆらぎが始まること。

東洋医学でも、女性は7年の倍数で体が変化し、35歳から下り坂に入り、42歳でさらに変化するとされます。

もう一つは、**環境の変化**です。この時期、企業に勤務している人は仕事の責任が増え、管理職に抜擢される人も出てきます。

一方、家庭でも家事や子育てなど忙しく過ごす方も多いでしょう。また、親の介護が始まる人もいます。知らず知らずのうちに、仕事も家庭も負荷が上がる時期でもあります。

まさに、更年期の原因の一つ「環境」が大きく影響しているのです。

このように40代前後は、身体も環境も変化を感じやすい時期に入ります。同時に婦人科系の疾患も増える時期でもあるので、とくに症状がなくても定期的に婦人科を受診して検診を受けることが大切です。信頼できるかかりつけ医を見つけるきっかけにもなります。

プレ更年期の時期に、生活習慣を見直したり、検査をきちんと受けたりするなど、適切な対策をとっておくことで、その先の更年期を快適に過ごせるかもしれません。

◎更年期の三つのチェックポイント

おさらいになりますが、更年期症状に気づきにくいのは、

- 不定愁訴が多いこと
- 閉経しないとわからないこと

この二つの理由からです。

更年期症状と不定愁訴との見きわめには、不調期間の長さに注目してみてください。

たとえば、不眠や疲労感があっても、週末にゆっくり休んでスッキリするのであれば、それはいつもの疲れの範疇《はんちゅう》かもしれません。でも、何週間も続くようなら話は別です。

また、もし、あなたがいま40代で、まだ生理があったとしても、たとえば、「休んでも疲れがとれない」とか「冷えや頭痛、めまいがする」という状態だったり、生理が不順になってきていたり、「イライラしてすぐ感情的になってしまう」「とくに何もないのに気分が沈みがち」「人に会うのも出かけるのも億劫」など、これまでにない症状を感じているのなら、「忙しかったせい」など、気のせいではないのかもしれません。

- 対象年齢になっている
- 不調を感じる期間が長くなっている
- それまでになかった症状が出ている

この三つに思いあたるなら、「更年期」「プレ更年期」の可能性があるかもしれません。

自分でチェックするだけでは不安、あるいは病院を受診するか迷っているなら、更年期症状かどうかを自己チェックできる簡易チェック表を活用するのもいいと思います。合計得点50点以上が、婦人科受診の目安。ただ、25〜50点であっても、生理不順がある場合は婦人科に行くことを検討したほうがいいでしょう。

私自身は、更年期不調のひどかったときは80点ぐらいでした。でも、いまは11点。

更年期チェックシートは、自分の不調の変化を把握するためのツールにもなりそうです。調べてみたい方は、こちらにQRコードを載せておきますので、チェックしてみてください。

【更年期症状指数（SMI）】

Column

女性ホルモンは身体の守り神

「女性の身体の守り神」——女性ホルモンは、よくこう表現されます。女性ホルモンにはエストロゲン（卵胞ホルモン）とプロゲステロン（黄体ホルモン）の2種類があります（本書で「女性ホルモン」と表記している場合、基本的にエストロゲンのことを指しています）、このうち主に女性の健康やエイジングに関係するのがエストロゲンです。

エストロゲンは卵巣でつくられ、思春期から30代後半頃まで活発に分泌され、その間に女性らしい丸みを帯《お》びた体型や妊娠するための体がつくられていきます。また、子どもを産み育てるうえで重要な役割を果たすとともに、骨や肌、血管などに対する多彩な働きも。

そのため、エストロゲンが減少すると、心身にさまざまな変化や不調が生じます。肌にハリやうるおいがなくなってシワが目立つようになったり、皮膚の乾燥からかゆみに悩まされたりすることも。また、髪質も変化してツヤがなくなったり白髪が増えたり。ほかにもドライアイなどの症状や、性器のうるおいがなくなって性交障害が出る人も。

さらにもの忘れやうつ、心・血管疾患のリスクが増加したり、骨量が減少することで骨粗鬆症《こつそしょうしょう》のリスクが高まったりします。

また、高血圧、高脂血症、糖尿病などの生活習慣病のリスクや、内臓脂肪もたまりやすくなるため、メタボ（メタボリックシンドローム）の危険性も。

女性が生涯で分泌する女性ホルモンはティースプーン1杯ほどと、非常に少量。けれど、そのわずかなエストロゲンが女性の身体全体を支えてくれています。

女性の美しさと健康を守ってくれる、まさに守り神なのです。

社会知識編……こんな我慢、していませんか？

更年期ロスは社会的にも問題に

近年、更年期症状に悩まされながらも、体調不良を我慢して働くことで「プレゼンティーズム」（プレゼンティーズムとは、心身の不調を抱えていながら出社して仕事をするものの、生産性が低下している状態）との関係が注目されています。

不眠や頭痛、倦怠感などの不調によってケアレスミスが増えたり、作業効率が低下したり、あるいは、イライラして集中力が低下したり、感情的になって周囲とコミュニケーションがうまくいかなくなったり……。

更年期症状に関する調査において、４割の女性が仕事のパフォーマンスが下がると回答し、そのうち１割の人が仕事をやめたとの結果が出ています。

私の講座の参加者には「うつがひどくて出社できなくなり退職しました。でも、参加して、きっかけは更年期だったのだとわかりました」という方もいました。

また、ある企業では研修の際に、「『更年期かもしれない』と相談を受けていた人が、最終的にはうつと診断され、会社を退職されるケースがありました。もし、この研修を受講していたら、早めに通院やセルフケアなどを本人に促《うなが》し、会社としてもサポートできていたかもしれません」という声もありました。

でも事前に知識があれば、本人も周囲も対策を立てられますよね。

経済産業省の公表によると、女性の更年期症状によるパフォーマンス低下などの経済損失を合わせると年間で計1・9兆円にのぼるとされるそうです（「女性特有の健康課題による経済損失の試算と健康経営の必要性について」2024年2月）。

こうしたことを考えると、**更年期不調は個人的なこととして、我慢する問題ではない**ことがわかります。

国も女性の健康問題に着目し、厚生労働省では、会社で受ける健康診断の問診に更年期不調についての項目を追加することを検討中とのこと。

国による更年期症状に悩む女性への支援が本格的に始まれば、「更年期不調は個人だけでなく社会全体の問題」という認識も広がり、自身でのセルフケアや意識の向上、周囲のサポートが行なわれるなど、支援のあり方が広がってくると思います。

◎話しにくい職場環境

お伝えしてきたように、まだまだ更年期不調に関して、本人も周囲も業務に影響する問題だととらえていない傾向があるように思います。

講座や研修の中で、更年期を過ぎた方に更年期不調の体験をうかがっていると、「ちょうど更年期の時期に指がこわばりリウマチを疑ったが、結局違うことがわかり、理由が不明のまま1年以上痛みが続いてパソコン作業がつらかった。あれはもしかしたら、更年期症状の『ヘバーデン結節』だったのかもしれない」

というお話も。

当時「更年期かも」という思いが頭をよぎったそうなのですが、「誰しも起こることだし」と、とくに対処せず、周囲に伝えることもなく、痛みを我慢しながら、それまで通り働き続けたそうです。

このように、同じ女性でも「この時期につらいのは当たり前」「そんなことぐらいで、病院に行くなんて」と思う人が一定数いるのも事実です。

そのため、「相談をしても理解してもらえない」などと考え、人知れず悩んだり苦しんだりしている人は少なくありません。

体調不良を我慢しながら働くことによる労働生産性の損失は、社員が休むよりも大きいとする報告もあります。

更年期の不調を我慢して働く女性が職場にいる可能性があることを理解し、周囲にも伝えやすい職場環境づくりを行なうことが、結果的に企業の利益につながる。そのことがもっと広く認知されるようになれば、働く女性の状況は大きく変わるはずです。

Column

男性も更年期に悩むことがある

男性にも更年期障害は起こります。

男性の場合、更年期障害に大きく関係する男性ホルモン（テストステロン）分泌は20代後半から減り始め、40代に入るとその低下が目立つようになります。この変化が急激であれば、男性更年期障害（ＬＯＨ症候群）を引き起こすことになるのです。

ただし、男性の場合、女性の閉経による急激なホルモンの減少と異なり、個人差が大きいため、すべての男性が更年期障害を経験するわけではありません。

また、男性の場合は閉経がないため、期間が決まっていないのも特徴です。そのため症状が出た場合、人によっては10年以上悩まされることも。

急激なホルモン減少が起きた場合には、女性の更年期不調同様の症状を感じる人もいます。「疲れがとれない」「意欲がわかない」「眠れない」といった、心身の不調が起こるのです。

性欲や性機能などに結びつけられることが多い男性ホルモンですが、心身においても非常に重要な働きをしていることは、意外に知られていません。

骨の健康維持、筋肉の強化、血液の生成、動脈硬化の予防、内臓脂肪の減少、脳機能の活性化など、身体全体に多大な影響を及ぼします。また、「社会性ホルモン」とも呼ばれており、意欲や挑戦心、社会活動など、精神面にも大きな影響を与えています。

まだまだ知られていないことも多い男性の更年期障害。しかし、それによる経済的損失は約1・2兆円にのぼるとされています。

女性の更年期不調と同じように、正しい知識を得て適切に対処することが、男性にとっても今後、重要になってきそうです。

第6章

ふしぎ、ラクになってきた！
更年期不調、身体の対処法

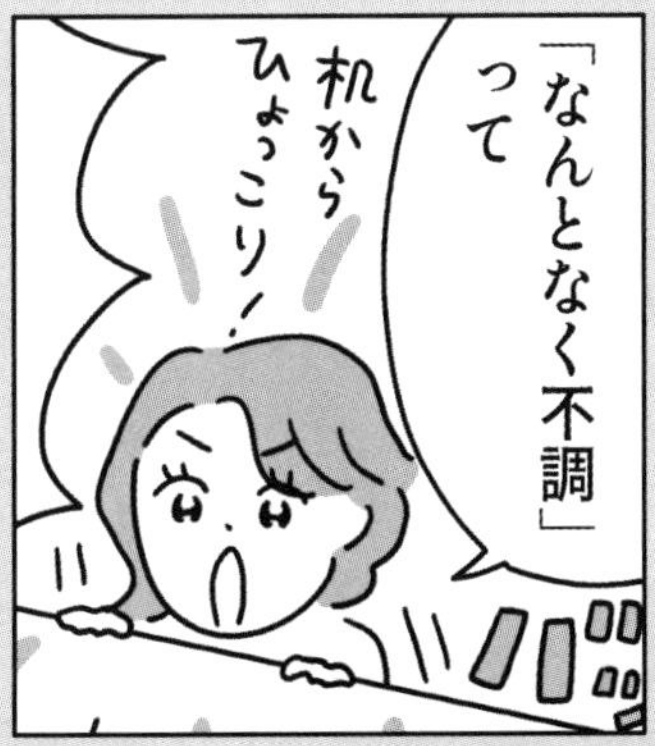

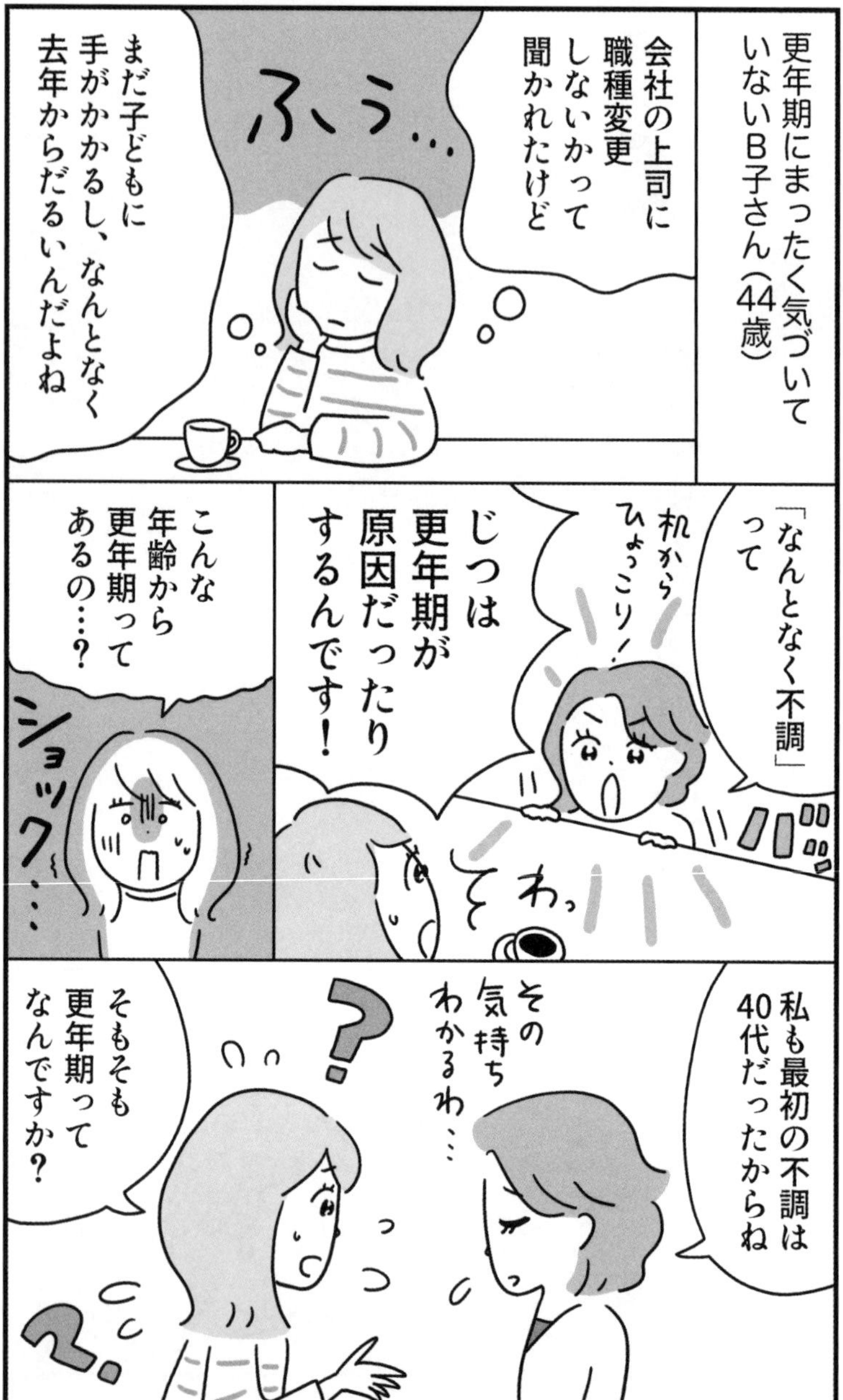

更年期にまったく気づいていないB子さん(44歳)
会社の上司に職種変更しないかって聞かれたけど
ふう…
まだ子どもに手がかかるし、なんとなく去年からだるいんだよね
「なんとなく不調」って
机からひょっこり!
じつは更年期が原因だったりするんです!
わっ
こんな年齢から更年期ってあるの…?
ショック…
私も最初の不調は40代だったからね
その気持ちわかるわ…
そもそも更年期ってなんですか?

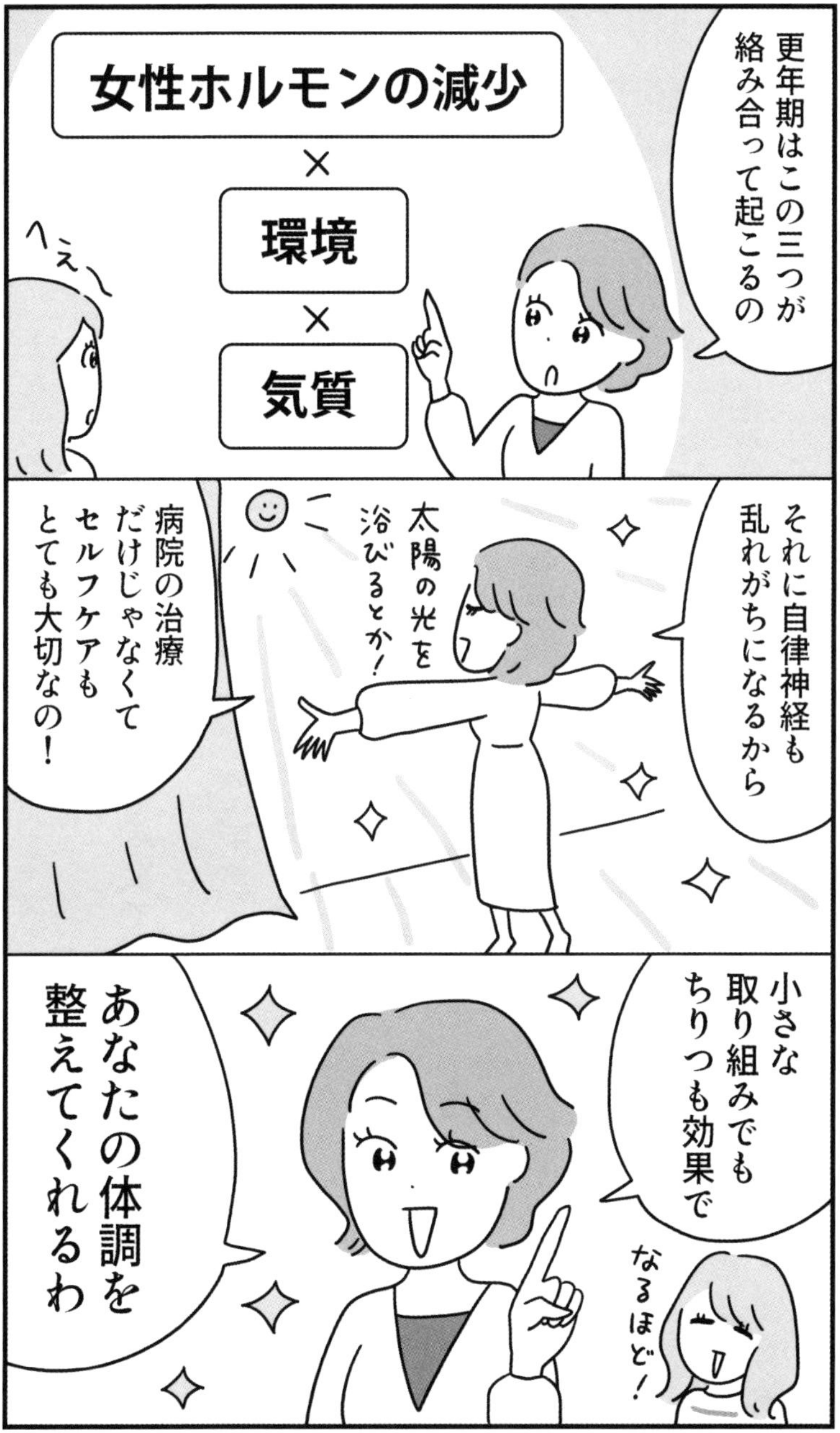
更年期はこの三つが絡み合って起こるの
女性ホルモンの減少
×
環境
×
気質
へぇ〜
それに自律神経も乱れがちになるから
太陽の光を浴びるとか！
病院の治療だけじゃなくてセルフケアもとても大切なの！
小さな取り組みでもちりつも効果で
あなたの体調を整えてくれるわ
なるほど！

自分で行なうセルフケア、これ結構重要です！

更年期不調には、女性ホルモンの低下と、それに伴って起こる自律神経の乱れという二つの側面に対処することが大事です。それには病院（鍼灸やカウンセリングなどの専門家も含めて）の治療だけでなく、セルフケアもとても重要です。

なぜなら、更年期の不調は女性ホルモンの減少だけが理由ではないからです。

前の章でも書いたように、更年期不調は、

①身体的要因（女性ホルモンの減少）
②外的要因（環境）
③心的要因（気質）

この三つが複雑に絡み合って起こります。

この章では、身体へのアプローチ方法から説明していきます。

身体へのアプローチ1……病院などでの治療

まずは、いまの「自分の身体」を知ろう

更年期のつらい症状があっても、病院を受診する人は少ないのが現状です。厚生労働省の調査（「更年期症状・障害に関する意識調査」基本集計結果　２０２２年７月）では、受診した人は約20％という結果も。もしかしたら、生理痛と同じように、更年期症状がつらくても病院に行くという発想がないのかもしれません。

ですが、自己判断で更年期不調だと思っていたら、じつは甲状腺の病気だったということもあります。また、更年期不調と似た症状で、うつ、関節リウマチ、メニエール病、貧血などが隠れていることもあります。

ですから、何かそれまでと異なるような症状を感じたら、まずは、病院を受診して検査をしてみることをおすすめします。

血液検査でホルモン数値は簡単に調べることができますし、基本的な検査であれば保険適用になります。

更年期の症状では一般に婦人科を受診しますが、更年期不調を診察する**「更年期外来」**や、女性の全身症状をトータルで診察する**「女性外来」**もあります。

更年期の不調のあらわれ方は人によってそれぞれですし、一つの症状だけでなく複数の症状で悩まされることも多いため、婦人科だけでなく内科、皮膚科、眼科、泌尿器科、心療内科、整形外科など、多くの診療科にまたがって受診しなければならないこともあります。

ですから、更年期に関する専門知識があり、総合的に診てくれる医師を見つけられると安心ですよね。

かかりつけ医がいない人は、専門外来を一度受診してみるのもいいと思います。

※専門外来は以下で検索することもできます。
■公益社団法人　女性の健康とメノポーズ協会
https://www.meno-sg.net/
■一般社団法人　日本女性医学学会
https://jmwh.jp/

病院での治療は主に三つ

女性ホルモンの濃度を調べる血液検査などによって更年期と診断されると、病院で行なう治療は、主にホルモン補充療法、プラセンタ療法、漢方療法などになります。これらに抗うつ剤や頭痛薬などを併用して諸症状の改善に取り組むことも。

ほとんどの治療は保険適用のため、風邪などで病院にかかるのと同じくらいの価格です。

ここでは、実際に行なわれることが多い三つの治療法をご紹介します。

ホルモン補充療法

ホルモン補充療法とは、更年期に急激に減少する女性ホルモン（エストロゲン）を補う治療法です。

エストロゲンを外部から補うことで、女性ホルモンの減少をゆるやかにできます。

更年期不調の原因の一つ「身体的要因（女性ホルモンの急激な減少）」による身体への負荷が軽減されるのです。身体へのストレスを減らすことで更年期の症状が改善するといわれています。早い人なら使い始めて数週間で変化を実感できるようです。

投与するホルモンは次の2パターンがあります。

- 女性ホルモン（エストロゲン）と黄体ホルモン（プロゲステロン）の両方投与
- 女性ホルモン（エストロゲン）のみ投与

どちらを選択するかは、子宮の有無や女性疾患の有無などで判断されることが多いようです。投与方法も飲み薬、貼《は》り薬、ジェル状の塗り薬など数種類あります。

ホルモン補充療法は改良・進化が続いており、リスクもより少なくなってきているようです。更年期不調の改善に加え、肌のハリやうるおいを保ったり、骨密度を維持し骨粗鬆症の予防に役立ったりするというデータもあります。

医師の診察を受けてからになりますが、イメージにとらわれずに自分でも調べたうえで、治療法の一つとして検討してみるのはいいと思います。

プラセンタ療法

プラセンタには、注射とサプリメントがあります。

プラセンタ注射は、お腹の赤ちゃんに栄養素や酸素を運ぶ役割をもつ胎盤から有効成分を抽出した胎盤エキスの注射です。

プラセンタエキスには、私たちの体をつくるたんぱく質・脂質・糖質・ビタミン・ミネラルの五大栄養素に加え、核酸や酵素、また細胞の新陳代謝を促す成長因子などが含まれています。

これらの成分は、ホルモン分泌や新陳代謝を促進し、自律神経の調整や肝機能の改善に役立つといわれています。更年期症状の緩和になぜ有効なのかは、まだはっきりしていません。しかし、女性ホルモンの機能をサポートする間接的な効果があることがわかっており、倦怠感やホットフラッシュなどの更年期症状の改善効果を期待できます。

また、厚生労働省が更年期症状の治療として認可しているので、更年期障害に対する治療であれば保険適用となり、1回1000円以下で打つことができます。

なお、サプリメントなどに使われているプラセンタは豚由来やサメ由来など、ヒトプラセンタ以外のものが主流です。サプリメントは自由診療となります。

漢方療法

西洋の薬が特定の症状に効果を発揮するのに対して、漢方薬は全身の状態を整え、体が本来もっている調整力を高める働きをします。

ですから、疲労感や倦怠感、うつ、不眠、めまい、イライラ、肩こり、冷えなど、原因のはっきりしない不定愁訴が多い更年期の症状改善は漢方薬の得意とするところ。

漢方治療は、ホルモン補充療法ができない人にとっては強い味方ですし、ホルモン補充療法と併用する場合もよくあります。

漢方薬は市販でも手に入りますが、その人の体質や症状に合わせて選ぶことが大切。

漢方は自由診療も多くありますが、漢方専門医がいる病院もあり、保険適用でできることが多くあります。まずは、医師に相談してみるのがいいと思います。

体質改善には鍼灸も有効

更年期の女性の身体は、女性ホルモンの減少により、かなりのストレス負荷がかかっている状態。ストレスに負けない身体をつくるには体質改善が大事ですが、それには漢方治療のほかに、鍼灸も有効です。

鍼灸治療によって血行や気のめぐりが改善され、消化機能も整って栄養の吸収がよくなると、エネルギーもわいてきます。

エネルギーがうまく循環するようになれば、不調も少しずつ緩和されていきます。

女性ホルモンと同じような効果が期待できるサプリメントも

体内で女性ホルモン（エストロゲン）と似た働きをする成分に、大豆に含まれるイソフラボンがあります。

この大豆イソフラボンは女性の美しさと若々しさを保つのに役立つことが知られており、更年期の症状から女性を守る成分としても期待されています。

大豆イソフラボンは、腸内細菌によって体内でエクオールという物質に変化します。このエクオールが、エストロゲンと似た働きをしてくれるのです。

ただしエクオールを産生できる腸内細菌をもつのは、日本女性の約50%。二人にひとりは大豆イソフラボンをとってもエクオールをつくることができないのです。

つまり、大豆イソフラボンをとっても、その効果を得られる人とそうでない人がいるということ。

ですが、エクオールをつくれなくても、エクオールを含むサプリメントをとると、体内で女性ホルモンに似た作用を発揮することがわかっています。

日常的に摂取することで更年期の症状が軽減することがあるほか、メタボや骨粗鬆症の予防・改善効果、シワやシミの改善、さらに月経前症候群や月経不順に対する効果もあるとの報告もあります。

スムーズな治療につながる病院とのつき合い方

更年期の不調で病院を受診する際に、「自分の不調をどう説明していいのかわからない」という方が意外と多くいます。

病院での治療がうまくいくかどうかは、医師としっかりコミュニケーションがとれるかどうかにかかっていると思います。

更年期の不調をスムーズな治療につなげるにはコツがあります。

まず、月経周期・量・最終月経日などは、初診時には必ず聞かれるので事前にまとめておきましょう。また、お薬手帳を持参することも忘れずに。受診歴と服薬歴を把握することで、医師は治療方針を立てやすくなります。

そして、日頃から、自分の体調や気持ちをメモしておくといいと思います。

「○○だった、○○なのかも?」といったつぶやきのようなものでもかまわないので、受診のたびに身体と心の変化を伝えられれば、医師が治療の状況を把握するのにも役立ちます。

更年期の不調はよくなったり悪くなったりをくり返しながら、少しずつ変化していきます。ただ、その変化は小さく、自分では気づきにくいもの。小さなことでもメモをして記録にとっておくと、あとで見返したときに、体調や気持ちが変わってきていることがわかります。

最近は、更年期の不調に対応するアプリもあるので、それらを利用するのもいいと思います。たとえば、セルフモニタリングができる更年期の無料アプリ「ゆるれこ」。更年期の時期に影響を受けやすい天候情報（湿度）と体調とを連動させ、記録することができます。

◎治療は効果のあるものから一つずつ

「どの治療法がおすすめですか？」

このように問われると、私は迷わず、

「まずはホルモン補充療法から」

とお答えしています。

私自身は効果が実感できなかった方法をなぜおすすめするのか。

それは、「効果がすぐわかる治療法から順に試していったほうがいい」からです。

当時私は、すぐによくなりたいと思い、さまざまな治療法を一度に試してしまいました。結果、どの治療法がどのように作用してよくなったのか、または悪化したのかの判断がつかず、その後の治療に生かせなかった経験から、そう実感しています。

ホルモン補充療法は、更年期の不調の原因の一つ、「女性ホルモンの急激な減少」を緩和できる方法で、効果が出る人なら数週間ほどで変化を感じるそうです。

体質に合えば不調改善も早いですし、合わなかった場合は次の方法を考えることができます。その結果、よくわからないままあれもこれも試すようなことがなくなります。

実際の更年期の治療では、ホルモン補充療法と漢方療法などを並行して行なうことも多いようです。ホルモン補充療法で女性ホルモンの急激な減少を緩和しつつ、漢方薬で身体の基礎力の底上げをするためです。

まずはホルモン補充療法を試して、それがダメならちょっと時間はかかるけれど漢方療法を試して……というように一つずつ試していく。このような方法なら自分に合った治療法を見つけやすくなるのではないでしょうか。

また、保険適用であっても、いくつも行なえばそれだけ治療費がかさむことに。費用面から考えても、効果のない治療を行なわずにすむなら、それに越したことはありませんよね。

ただし、既往症リスクを高める可能性があるときは、ホルモン補充療法を選択しないことがあります。その場合は、注射によるプラセンタ療法をすすめられることもあるようです。

◎病院での治療がうまくいく人の共通点

医師から「こういう治療をしましょう」と言われるまま治療を受けるのと、自分の意思で納得して治療を行なうのとでは、同じ治療法で同じ結果であったとしても、受け止め方は大きく異なってきます。

自分の健康を守るのは、自分自身。

自分の健康プロジェクトマネジャーの気持ちで、医師としっかりコミュニケーションをとりながら進めていくことが不調改善の第一歩になると思います。

もちろん病院で治療を始めたからといって、すぐに症状が軽くなるとは限りません。更年期の原因は女性ホルモンの減少だけでなく、環境や気質も関係しています。そのため、医療だけですべてを解決するのは難しいかもしれません。

ですが、医師はあなたの健康を守る大事なチームの一員。医師とのコミュニケーションを大切にし、適切なサポートを受けられる関係を築くことは重要です。

身体へのアプローチ2……自分で行なうセルフケア

セルフケアとは、自分で自分の健康を守るという意志をもつこと。更年期不調の原因を考えると、身体だけでなく、心の健康管理も必要です。前述の病院での検査・治療も自分の健康を守るという観点では、セルフケアに含まれます。ここでは、自身で行なうことのできるセルフケアについて、お伝えしたいと思います。

自律神経のバランスを乱さない、整える

ここまでたびたび話に出てきている「**自律神経**」。これは、私たちの意思に関係なく、呼吸や心拍、血圧、代謝、睡眠など生命を維持するのに必要な機能を調整している神経です。

この自律神経には、昼間や活動しているときに優位になる「交感神経」と、夜や休息モードのときに優位になる「副交感神経」があり、この二つが必要に応じて切り替わりながらお互いにバランスをとって働くことで、私たちの身体と心は健康を保てるようになっています。

自律神経の調節にかかわっている脳の器官はストレスとも関係があり、二つの神経の切り替えがスムーズにいかなくなるとストレス耐性も低下します。脳はそれに対応しようとしてオーバーワークになり、脳疲労が起こります。そうなるとますます自律神経のバランスが乱れることに。

更年期の時期、女性ホルモンの急激な減少で、身体はストレス過多になっています。同じストレスでも、いままで以上に負担に感じる可能性も。だからこそ**「自律神経を乱さない」「自律神経を整える」という生活が大事**になります。

自律神経の働きは、体内時計によって約1日周期で調整されています。

この時期に乱れがちな自律神経を整えるには、**十分な休息と規則正しい生活（睡眠・**

運動・食事）が大切。日々の生活リズムを崩さないようにすることがセルフケアの基本になります。

最優先は「睡眠」

規則正しい生活（睡眠・運動・食事）が大事なのはわかっていても、日々忙しくて、すべてを整えるのは、なかなか難しいという方も多いと思います。

そんな方には**「睡眠ファースト」の生活を意識しましょう**とお伝えしています。

とはいえ、更年期の症状で多いのも「不眠」。「睡眠ファーストと言われても眠れないから困っているんです」という声も聞こえてきそうです。

質のよい睡眠をとるためのカギとなるのは、神経伝達物質の**「セロトニン」**。そして**「メラトニン」と「成長ホルモン」**という二つのホルモンです。

セロトニンは「幸せホルモン」とも呼ばれ、脳内で適切に分泌されると心のバランスを整え、意欲を高め、精神を安定させる効果があります。それによって、リラックス効果が高まり、深く質のいい睡眠をとることができます。

そして、このセロトニン、じつは夜、眠気を誘うホルモンである「メラトニン」の原料でもあります。日中セロトニンがどれだけ分泌されるかによって、夜メラトニンがつくられる量が決まるのです。夜メラトニンが増えれば入眠がスムーズになり、眠りの質も上がります。

また、成長ホルモンは、身体修復など健康維持にかかわっていて、眠り始めの3時間、深い睡眠中にもっとも多く分泌されます。ですから、成長ホルモンがしっかり分泌されるには、質のよい睡眠が欠かせません。

セロトニン、メラトニンが質のよい睡眠を促し、質のよい睡眠によって成長ホルモンの分泌が促されて、身体は十分な休息をとることができるのです。

そしてそれらのスムーズな連携には食事や適度な運動が関係してきます。

つまり、「睡眠ファースト」を意識することで休息が得られるだけでなく、結果的に規則正しい生活が送れるようになり、自律神経を整える生活につながっていくのです。

睡眠の質を上げるには

セロトニンとメラトニンの分泌を促す方法には次のようなものがあります。

▼朝日を浴びる

セロトニンの分泌を促す重要な要素として、太陽の光があります。
とくに、朝日を浴びることをおすすめします。その理由は二つです。
一つは、体内時計をリセットするため。
もう一つは、メラトニンの生成のため。

朝日を浴びることで体内時計がリセットされ、セロトニンの合成が活性化されます。
これにより、身体が活動モードに切り替わります。
また、日中のセロトニンの増加が、夕方以降メラトニンの分泌を促進し、これが自然な眠気を呼び、睡眠の質を向上させます。たとえば朝8時に太陽を浴びると、22〜24時頃に自然と眠気が訪れます。

もちろん、朝日でなくても、日中太陽を浴びることでセロトニンは分泌されますが、最大限に効果を生かしたいなら、朝日を浴びるのがおすすめです。

休日の朝、なかなか起きられずについお昼近くまで寝てしまうという方は、少し頑張って普段通りに起きて、朝日を浴びてみてください。夜の寝つきがよくなり、朝の目覚めもよくなるというような変化が感じられるかもしれません。

▼しっかり朝食をとる

体内時計をリセットしてくれるのは、朝の光だけではありません。
朝食をとることも大切な覚醒《かくせい》のスイッチになります。

前の章でセロトニンの分泌には、リズム運動が効果的だというお話を書きましたが、咀嚼《そしゃく》（よく噛むこと）もリズム運動の一つ。朝食も具だくさんのお味噌汁など、噛む必要があるものにして、しっかり咀嚼すれば効果は倍増します。

毎朝決まった時間に起きて1時間以内によく噛む必要のある朝食をとる。
つい、朝食を抜きがちな方は、まずは朝食をとる習慣から始めてみてください。

▼ウォーキング

セロトニンの分泌を促すリズム運動には、ウォーキングやジョギング、自転車こぎ、深呼吸などがありますが、その中でもおすすめはウォーキング。歩くことでセロトニンの分泌が活性化すると、気分がスッキリして不安やうつを軽減し、疲労を減らす効果があることがわかっています。

また、朝にウォーキングをすると、朝日を浴びる効果もあって、一石二鳥。通勤時に二駅歩くなど、朝のウォーキングを日常に取り入れてみてはいかがでしょうか。

▼デジタルデトックス

睡眠ホルモンであるメラトニンは、夕方以降分泌が始まりますが、パソコンやスマホのブルーライトは太陽光に近いため、その分泌が抑制されます。

夜22時以降は、パソコンやスマホなどの使用を控え、デジタルデトックスを行なってみてください。

また部屋の照明も工夫して、蛍光灯《けいこうとう》のような強い光を浴びないことも大事です。寝室には、暖色系の光源の照明や明るさを調整できる照明を選ぶといいでしょう。

デジタルデトックスは、普段パソコンやスマホを見る時間が長い人ほど、効果が高いと感じています。ぜひ、試してみてください。

▼入浴

睡眠・覚醒のリズムには体温も関係しています。

眠気は、上がった深部体温（体の内部温度）が下がってきたタイミングで訪れます。寝る前後の深部体温の落差が大きいと、入眠しやすくなるのです。

寝る前に深部体温を上げるのに有効なのが入浴です。ポイントは入るタイミングとお湯の温度。寝る直前に熱めのお風呂に入ると深部体温が下がるのに時間がかかるため、かえって寝つきが悪くなってしまいます。

〈入浴のポイント〉

タイミングは、寝る1時間半~2時間ぐらい前に。

お湯の温度は、38~40度ぐらいを目安に。

ぬるめのお湯にゆっくりとつかることで、身体の芯からしっかりと温まり、なおかつ心身がリラックスすることで、副交感神経へとスイッチングでき、眠りやすくなります。

▼夕食は寝る3時間前までに

質のよい睡眠をとるためには、就寝中、身体が睡眠のみにエネルギーを使える状態になっていることも重要です。食事が遅くなると、消化活動にエネルギーが使われ、睡眠の質の低下を招く可能性があります。

また、寝る前にアルコールを飲むと寝つきがよく感じられますが、夜中に目が覚めやすく、逆に睡眠の質を下げてしまうこともあります。

どうしても夕食が遅くなってしまうときは、夕方のタイミングで何か食べておき、夕食は消化しやすい軽めなものにできるといいですね。

いい睡眠は身体と心にいいことずくめ

よく眠れるようになることで、成長ホルモンの分泌も高まります。

成長ホルモンは、全身の細胞の新陳代謝をコントロールして、成長を促すだけでなく、疲労回復や身体修復も促します。また、免疫細胞も成長ホルモンによって増強されます。

また、成長ホルモンには、ストレスを緩和して脳の疲れをとるなど脳のメンテナンスを行なうことで、昼間の集中力や認知能力、記憶力を高めたりする効果もあります。

成長ホルモンの分泌は、眠り始めの3時間にもっとも高まります。ですから、よく眠れるようになって成長ホルモンの分泌が促されると、全身の調子がアップして心も身体も元気になります。

眠れなくても焦らない

「眠れないときはどうすればいいですか?」
こんな質問を受けることが多くあります。

そんなときは、**「あきらめましょう」**とお伝えしています。

「えっ」と驚かれることが多いのですが、なかなか寝つけないときに「眠ろう、眠ろう」と思って焦ってしまうと交感神経が優位になります。
結果、ますます眠れなくなってしまうのです。

夜なかなか眠れなくても、大丈夫です。
そんなときは、「いまは眠れないんだ」と受け入れてみましょう。ベッドに横になり、目を閉じるだけでも、外界からの情報が遮断され、身体は休息を得ることができます。

そして深呼吸をして、ゆっくりと息を吐き出してみてください。呼吸をくり返すうちに、少しずつリラックスできるようになります。

また、全身をスキャンするように、**意識しながらゆっくりと呼吸をする**のもおすすめです。

右足・左足・お尻……と、頭まで順番にそれぞれの部位を呼吸とともにゆるめていきます。心が落ち着き、次第に副交感神経が優位になり、うとうとと眠気が訪れるようになることも。

睡眠は、自律神経を整えるため、そして休息をとるために大事だとお伝えしました。ですが、眠ろうとして焦ることは、この目的からずれてしまいます。

リラックスすることが、睡眠への近道です。休息をとるための時間として穏やかに過ごしましょう。

ただ、一点だけ。先にも書いたように、体内時計のリセットの起点は「朝」です。

それにより、夜眠れるようになるのです、朝、同じ時間に起きることには頑張ってチャレンジしてください。

よく眠るためのちょっとした「習慣」

☀朝の習慣：朝10時までに太陽の光を浴びる、ウォーキング、朝食をとる
☽夜の習慣：デジタルデトックス、寝る3時間前までに夕食をとる。
寝る1時間半〜2時間前にぬるめのお風呂に入る

ここに挙げた以外にも、寝具などの睡眠環境を整えたり、カフェインをとる時間帯の工夫や食事の内容も意識するといいでしょう。

また、調べれば睡眠の質を上げてくれる食べ物も多くあります。自分に合うものを選んで取り入れてみるのもいいと思います。

眠るほどに幸福感は増していく

「睡眠ファースト」を意識すると好循環が生まれます。

セロトニンの分泌が高まる↓メラトニンの生成が促進され、よく眠れるようになる↓睡眠・覚醒のリズムが整う↓さらにセロトニンの分泌が促されメラトニンも増える……。

この循環は、精神面にもよい影響を与えます。

セロトニンは「幸せホルモン」と呼ばれるように、幸福感に大きくかかわっています。意欲や心のバランスをつかさどっているのは脳の大脳辺縁系《だいのうへんえんけい》という領域ですが、ここにセロトニンが十分あれば、ポジティブな気持ちがわき起こり、逆に、不足するとネガティブな感情になりやすいそうです。

セロトニンが十分にあれば愛情をもたらす「オキシトシン」や、意欲や快楽をもたらす「ドーパミン」、集中力・注意力をもたらす「ノルアドレナリン」などの分泌も最適に調整されます。また、緊張やストレスに関連する「アドレナリン」の分泌を抑えてストレスを感じにくくさせる働きもあります。

このようにセロトニンは私たちの身体と心を安定させるのに大活躍。「幸せホルモン」という名前の通り、更年期を快適に過ごせるだけでなく、更年期以降も心身ともにご機嫌で過ごすための大事な役目を果たしてくれるといえそうです。

私が効果を実感している「セルフケア」

私も心身を整えるためのセルフケアを行なっています。日常の習慣をいくつかお伝えしますので、もし気になるものがあれば気軽に試してみてください。

運動

- 朝起きたら窓を開け、ベランダに出て、ばんざいポーズで朝日を浴び、深呼吸
- 脇を伸ばすストレッチ（10回×3セット）

・コーヒーをいれながらスクワット（10回×3セット）
・駅などでは階段を使い、1日8000歩目標
・夜お風呂上がりに、軽いストレッチ（5分程度）

朝「太陽の光を浴びる×大きく身体を伸ばす」ことで、血流をよくし、気持ちを前向きにします。

習慣化するためのコツは、いつも行なっている行動に新しい行動を組み合わせることです。「コーヒーをいれる×スクワット」などは、まさにそう。

また、続けるために、目標には余裕をもたせるようにしています。たとえば平日のみ行ない、できなかった分は土日で補うなど。どうすれば無理なく「続けること」ができるか、できた自分をほめられるかを大事にしています。

運動は苦手ですが、こんなふうに日常に運動習慣を取り入れるようになると、ほかの運動にも興味が出てきて、昨年からは週2～3回のペースでピラティスに通っています。

食事

▼食べるもの

- 朝食は、具だくさんのお味噌汁（温かいものを食べて体温を上げる）
- 1日50g以上のたんぱく質（お味噌汁に卵を入れる。プロテインバーをおやつに）
- ビタミンやミネラル摂取のため、毎食、野菜メニューを1品追加
- 発酵食品を増やす。腸内環境を整え、免疫力アップ（料理に酒かすをかくし味で）
- 身体を温めるしょうがを足す（お味噌汁や紅茶に入れる）

▼食べ方・食べる時間

- 朝食から12時間以内に夕食をすませる（寝る前に食べない時間をつくる）
- 毎食、最初のひと口目は30回噛む
- 朝昼晩の食事量のバランスは7：10：7

食事で見落としがちなのは、この「食べ方・食べる時間」。

身体によいものを食べていても、寝る前に食べる習慣が日常的にあり、胃腸を休める時間がとれていないなど、食べる時間で損していることも多いものです。

また、よく噛むことは、自律神経を整えてくれるだけでなく、消化も助けてくれるなどいいことがたくさんあります。

食べるものは、何を食べるかも重要ですが、噛みごたえのあるものを増やし、バランスよく食べることを意識しています。

とはいえ、毎日バランスよく食べることは難しいので、1週間単位で考え、ゆるく調整。食事量のバランスも、理想は10：8：6ですが、なかなか、朝からしっかり食べるのは難しいので無理なくできるバランスにしています。

睡眠

- 16時以降はカフェインをとらない
- お風呂は寝る1時間半前までに入る
- 夕ご飯後は、デジタルデトックス（パソコン、スマホは電源オフ）
- 毎日決まった時間に寝て起きる（22時30分までに就寝、6時に起床）

・寝室の環境を整える（眠りやすいベッドマットに交換。寝室を真っ暗にし、加湿器をセット。気分に合わせて杉やヒノキなど好みのお香を焚《た》くことも）

セルフケアと聞くと、ハードルが高そうと感じる方もいるかもしれません。でも、日常生活の中で、自分で決められることを少し変えるだけでいいのです。

私のセルフケアは、どれもとても小さな習慣。でも、これらは「ちりつも効果」で、時間がたてばたつほど、効果を発揮していると実感します。次第によい睡眠がとれるようになり、結果、身体のストレスが減り、更年期不調も緩和されてきました。

さらに、よい睡眠がとれることで、代謝も上がり、30代の頃の体重に戻るといううれしい効果も！

ぜひ、日常の中でできる小さなあなたの「セルフケア」を習慣にしてみてください。

Column

笑って泣いてセロトニンを増やそう

プレ更年期・更年期の年代の女性は忙しい毎日の中で、交感神経が優位になりがち。女性ホルモンが急激に減少して、自律神経のバランスも崩れやすくなるこの時期に頑張りすぎてしまうと、更年期不調を悪化させてしまうことにもなります。

それを防ぐためには、癒し系のセロトニンがたくさん出るようなことを日々の暮らしにプラスしていくことが重要です。

セロトニンの分泌を増やすには、本文でも紹介した方法以外にも「笑ったり、泣いたりすること」が有効ということが近年の研究でわかっています。

また、笑うと脳波の中でもアルファ波が増えて脳がリラックスするほか、血行が促進されて意思や理性をつかさどる大脳新皮質《しんぴしつ》など脳の働きが活発になり、自律神経のバランスを整える効果もあります。

逆に、泣くことでもセロトニンは増やせます。

涙腺は副交感神経によりコントロールされているので、泣くと交換神経から副交感神経に切り替わり、その際にセロトニンを分泌する神経も活性化され、セロトニンが分泌されます。

ただし、玉ねぎを刻《きざ》んだりするときに出てくる涙ではダメ。副交感神経が刺激されるのは感情が高ぶることによる「情動の涙」だけだそうです。意図的に涙を流す「涙《るい》活《かつ》」はセロトニン的にもおすすめです。

お笑い番組を見て笑ったり、泣ける映画やドラマを見たり、本を読んだり、音楽を聴いたり。自分から積極的に感動して笑ったり、泣いたりすることは、更年期の時期、大事にしたいこと。感情を豊かにする刺激を心に与えることで軽やかに過ごせるようになります。

第7章

なんだか自信もわいてきた！更年期不調、心の対処法

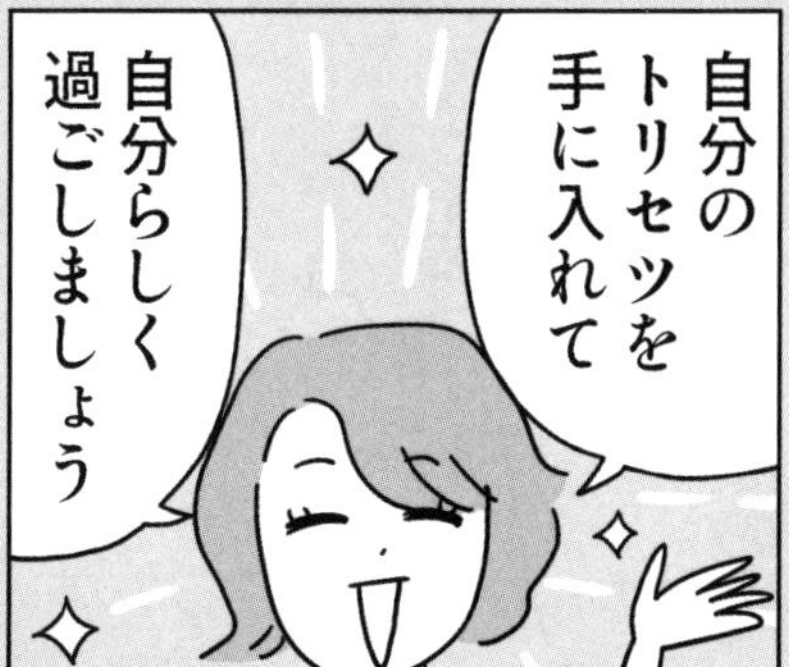
自分のトリセツを手に入れて
自分らしく過ごしましょう

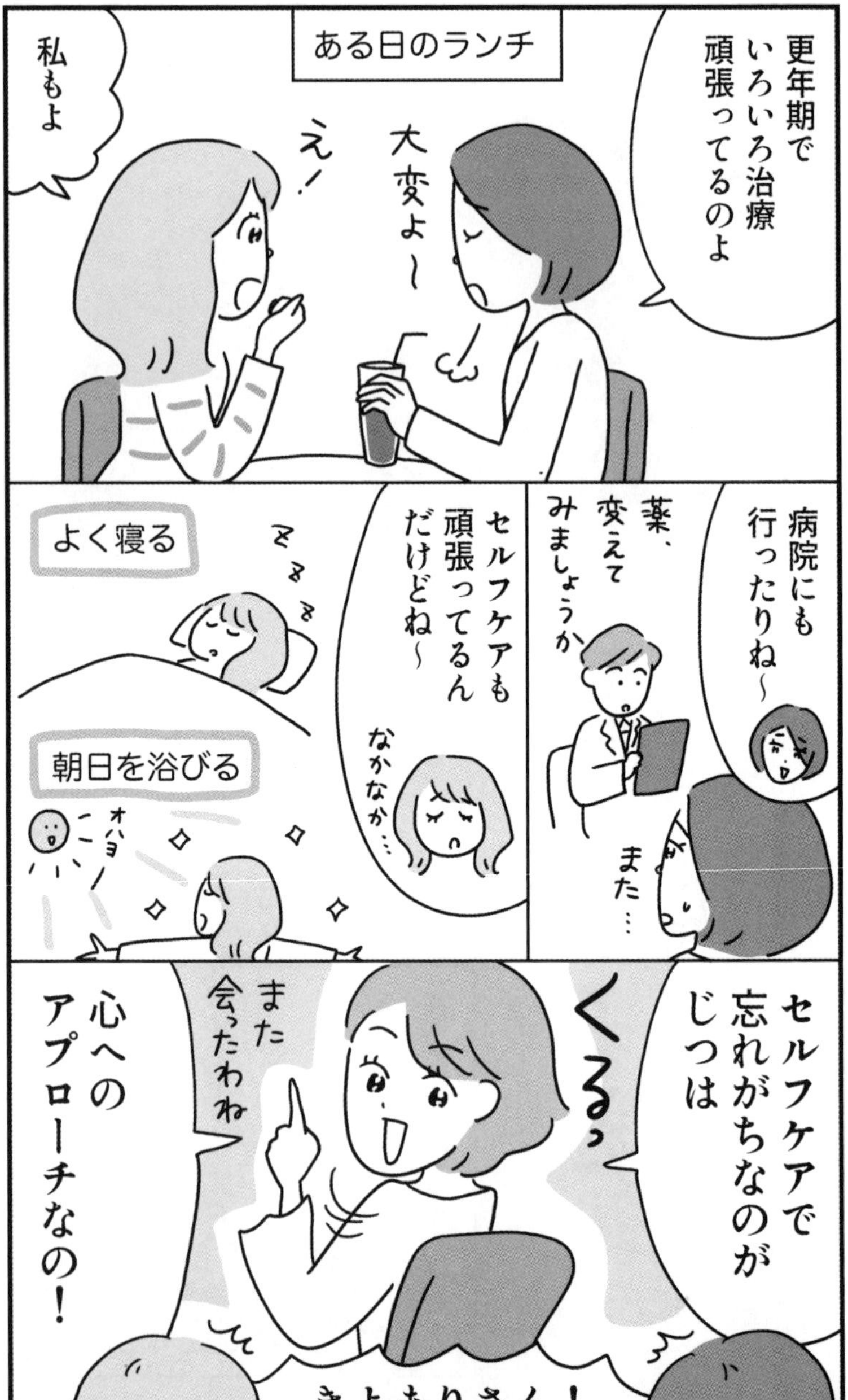
ある日のランチ
更年期でいろいろ治療頑張ってるのよ
大変よ～
え！
私もよ
病院にも行ったりね～
薬、変えてみましょうか
また…
セルフケアも頑張ってるんだけどね～
なかなか…
よく寝る
朝日を浴びる
オハヨ
セルフケアで忘れがちなのがじつは
くるっ
心へのアプローチなの！
また会ったわね
きよまりさん！

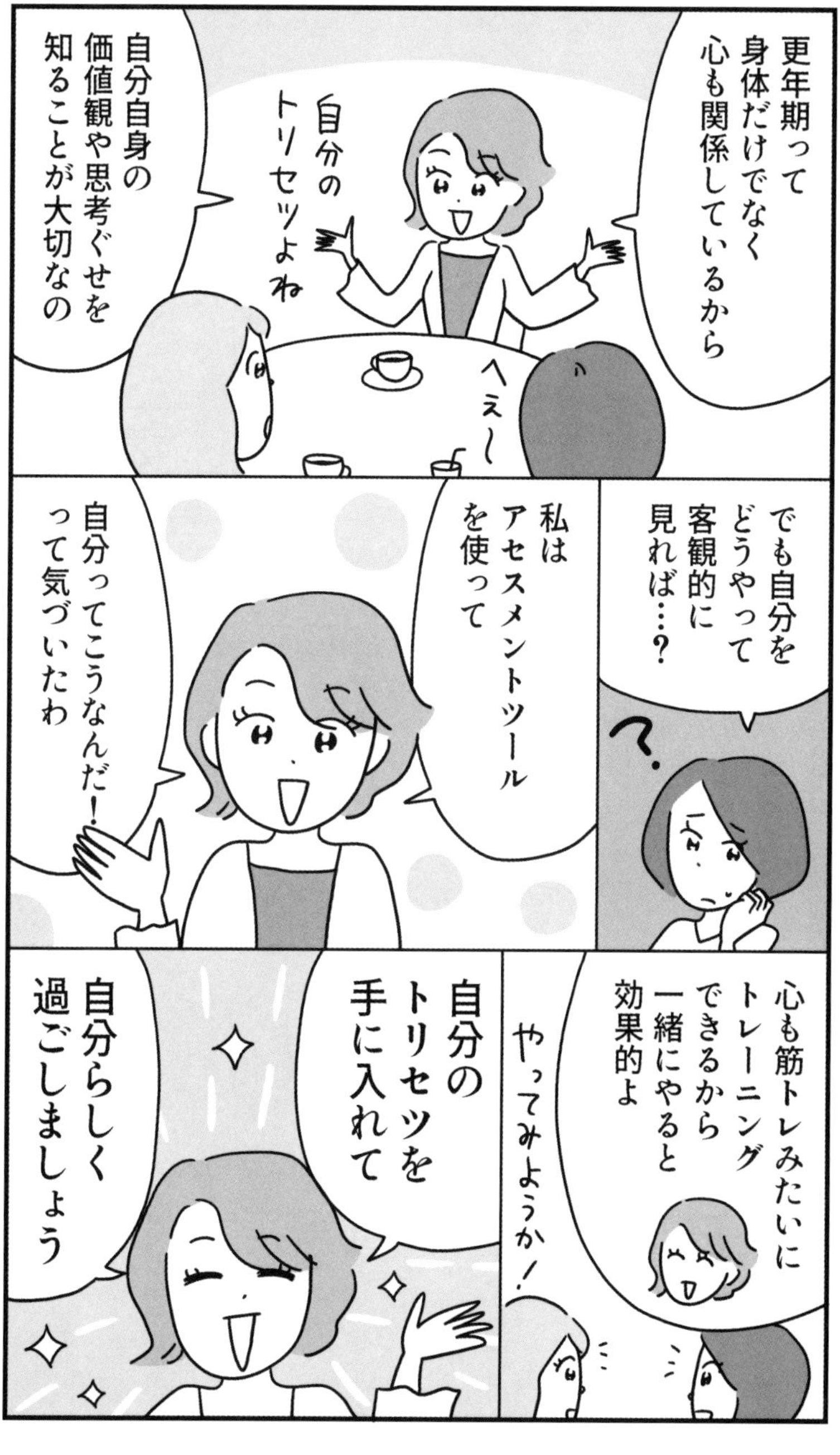

更年期って身体だけでなく心も関係しているから
自分のトリセツよね
自分自身の価値観や思考ぐせを知ることが大切なの
へぇ～
でも自分をどうやって客観的に見れば…？
私はアセスメントツールを使って
自分ってこうなんだ！って気づいたわ
心も筋トレみたいにトレーニングできるから一緒にやると効果的よ
やってみようか！
自分のトリセツを手に入れて
自分らしく過ごしましょう

更年期だけでなく、その後の人生も快適に過ごすために

更年期症状の対処法を考えるとき、ホルモン補充療法や自分で行なうセルフケアなど身体へのアプローチとともに行なってほしいのが、**心へのアプローチ**です。

じつは、これがとても大事。心の問題は見落とされがちだからです。

更年期不調時はどうしても身体のことに意識が向いてしまいます。

私自身もそうでしたが、更年期にあらわれる不調に心が関係しているのを知らないこともあると思います。また、心へのアプローチといわれても、何をしたらいいのかわからない方もいるでしょう。

「更年期における心へのアプローチ」とは、**自分の「トリセツ（取扱説明書）」を手に入れ、セルフケアでメンテナンスできるようになること**です。

「自分のトリセツを手に入れる」とは、「自分がどんな人かを知る」ということ。

つまり、更年期不調を起こす三つの要因、「身体的要因（女性ホルモンの減少）」×「外的要因（環境）」×「心的要因（気質）」の中の**「心的要因（気質）」へのアプローチ**です。

私は、「気質」を、価値観と思考ぐせと定義しています。そのため「気質」を知るには、自己理解が不可欠なのです。

自分の「トリセツ」を手に入れて思考ぐせを変化させ、心の力を上げる。

それは更年期のみならず、その後の人生も、より自分らしく過ごせるようになる手助けになるはずです。

「自分のこと」どれだけ知っていますか？

とはいえ、自己理解といわれても、自分自身を客観視するのは難しいですよね。

そこで、107ページでも紹介したように、「自分史を振り返る」という方法がおすすめです。なぜなら価値観や思考ぐせが習慣化していくのに、生育環境や過去の経験も影響するからです。自分史を振り返ることで、その価値観や思考ぐせがどのように形成されてきたのかを知ることができます。

ただ、似た環境で育ったり、同じような経験をしたりしたからといって同じ思考ぐせになるとは限りません。そこはもともとの素質によるものも大きいです。

素質を探るには、アセスメントツールを使うといいでしょう。

アセスメントツールには、**「MBTI（＝マイヤーズ・ブリッグス・タイプ指標）」**や**「エニアグラム」「ストレングスファインダー」**などがあります。自分自身が理解しやすいものがいちばんですが、できれば、自分自身の価値観の言語化がしやすいものがいいと考えています。なぜなら価値観は行動に結びついているからです。

自分の「トリセツ」を手に入れたら、ストレスが減るよう行動を変える必要があります。また、ストレスは他者との関係で起こることが多いので、コミュニケーションにも生かせるものがいいですね。

そのことをふまえ、私の考えるよいアセスメントツールの条件は、

- 価値観の言語化がしやすいもの（自己理解をしやすい）
- コミュニケーションに生かせるもの（人間関係などの環境を変えるのに役立つ）

この二つに、さらに

- キャリア（ライフキャリア含む）に生かしやすいもの

であれば、なおよいでしょう。

私自身は**「統計心理学 i-color」**を使っています。また個人講座・セッションでもこれを活用しています。メルマガ読者には、「あなたの i-color 診断」をプレゼントしています（興味のある方は下記QRコードをご参照ください）。

◎ i-colorでわかる自分の「強みと弱み」

i-color は、株式会社はぴきゃりが開発したオリジナルの自己理解ツール。生年月日からその人の素質を割り出します。生年月日といっても占いではなく、統計によってはじき出されたもの。

ベースとなっているのは、金融機関との共同研究により30年にわたって集められた3000万件以上の膨大なデータを検証し、法則性を立証しているＰＩＤ社の統計データ。思考パターン、行動パターン、成功パターンなどの傾向を色のもつ意味（色彩心理）で表現し、分類しています。

「i-color」とは、その人が生まれながらにもつ素質の色、つまり「identity color」のことを指します。

i-color（素質）は、12タイプあります。

私は「レッド」で、その素質の特徴は次のようなものです。

- 社会的に影響があることに価値を感じる
- 決めたことに純粋に一直線に走る
- 短期決戦型
- 夢と希望に燃えて、失敗を恐れない
- フットワークが軽く速攻に強いが、思わぬ障害に弱い

i-color分類

人格者（発案）グループ 世のため人のために新しい価値を生み出す	ピンク	真理を探究する哲学者
	オリーブ	新時代のトップランナー
	イエロー	本物をブランド化する人
	バイオレット	人脈と情報を操る達人
実力者（表現）グループ 自分の夢や目標を自分の力で実現する	ゴールド	オンリーワンでナンバーワンを実現する人
	コーラル	道を切り拓く勝負師
	グリーン	マイワールドを生きるマルチプレイヤー
	オレンジ	夢とロマンを体現する人
成功者（展開）グループ 人々から一目置かれる自分を目指し、世の中に広め、多角化していく	レッド	可能性に挑むチャレンジャー
	ブルー	次世代を見据えるカリスマ
	ロイヤルブルー	多角化するプロフェッショナル
	ターコイズ	直感と閃きに生きる人

はぴきゃりアカデミー：「統計心理学 i-color」って何ですか？

この特徴を見たとき、リクルートで23年間、営業の仕事を楽しく続けられたわけがよくわかりました。フットワークの軽さや短期で結果を出すのが求められる仕事や社風が私に合っていたのだと思います。

その一方で、「社会的に影響があることに価値を感じる」ため、「頑張れない→成果が出せない→社会の役に立っていない→自分はダメだ」という思考ぐせへとつながってしまったということも納得です。

また、「行動」「速攻」が大きな特徴のため、迅速に行動できないような状況はかなりのストレスを感じるタイプ。つまり、更年期のような長期にわたる不調には弱いということです。さらに、「思わぬ障害に弱い」タイプだったので、更年期の知識不足で翻弄されてしまったこともうなずけます。

このように、**自身の素質がわかると、自分の「強み」が見えてきます。**

一方で、この「強み」が「弱み」に転じることがあります。それが起こりやすくなるのが心身の不調時です。

心身ともに調子がよければ、別に自分のことを理解していなくても自然と自分らしく、過ごせていることも多いでしょう。けれど不調でうまくいかないときは、それが裏目に出やすくなるのです。

私は自分の素質、つまり、

「何を大事にしている人なのか」

「どういうことにストレスを感じるか」

「頑張りすぎてしまうポイントはどこか」

といったことを具体的に知ることができて、自分の価値観を言語化することができました。自分の「トリセツ」を手に入れ、ストレスや負荷がかかる選択をしないですむようになったと実感しています。

心のセルフケア──ステップ1　整える

素質を理解できたら、次は思考ぐせを知り、少しずつ変化させていきます。

でも、その前に、まずは疲れている脳を整えましょう。

心なのに、なぜ脳なのか。

更年期の時期は、自律神経が乱れ、脳にストレスがかかり、脳疲労を起こしやすくなっています。その結果、感情をコントロールしにくくなり、不安や緊張、イライラなどネガティブな感情を引き起こしてしまうことがあるのです。

心の状態をよくするためには、脳を整えることは不可欠。

整える方法はいくつかありますが、簡単にできるものをいくつかご紹介します。

▼もやもやを書き出す

自分の感情を紙に書き出すことで、ストレスが大幅に減少することが研究によってわかっています。それを利用したメンタルヘルスを高める方法が「ジャーナリング」です。


やり方は簡単。

もやもやしたり、思考がぐるぐるしていると感じたら、そのとき頭の中に浮かんだことをすべてノートに書き出します。集中できるよう、書く時間を設定します。10〜15分程度の短い時間で大丈夫です。ノートとペンさえあれば、すぐにできます。

誰かに内容を見せるものではないので、人には言えないような気持ちもストレートに吐き出します。書いているうちに気持ちがスッキリします。

これは、感情を可視化することで、自分自身を客観視できるようになり、ネガティブに感じている自分を受け入れやすくなるからです。

また、書き出すことで、脳に余白をつくることができ、集中力も高まってきます。

さらに、あとで見直すことで、「どんなことに対してつらいと感じるか」といった自己理解にもつながりやすくなります。

このように、文字を通して自分と向き合うきっかけになることから、ジャーナリングは**「書く瞑想」**とも呼ばれています。

▼もやもやを話す

もやもやしていたことを人に話したらスッキリしたという経験はありませんか？

じつは、話すことでも不安やストレスが減少するという研究もあります。感情を言葉

ガス抜き効果	ストレスが発散される。気分がスッキリする。
不安の減少	扁桃体の興奮が抑制される。言語情報は、扁桃体の興奮を抑制する。
悩みの整理	筋道立てて話すことで、話が整理される。
言語化	現状、原因、診断などあいまいな点がハッキリする。
解決法の発見	話が整理されることで、自分で対処法に気づく。
プロのアドバイス	専門家によって解決法がもらえる。

『精神科医が教える ストレスフリー超大全』（樺沢紫苑著）より

にすることがストレスや不安を軽減する助けになっているのです。

友達や同僚など身近な人に話すときは、事前に「アドバイスはなくていいから、ただ話を聞いてね」と伝えて話すのがいいかもしれません。アドバイスによっては、もやもやの原因になることもあるので注意が必要です。

カウンセラーなど話を聞くプロの力を借りるのもいいと思います。

もやもやを言葉にして吐き出すことで、課題を見る視点が変わり、心がラクになります。

▼4・4・8呼吸法

呼吸法も有効です。さまざまなやり方がありますが、私は4・4・8呼吸法を実践しています。やり方はこうです。

・ゆっくり鼻から4秒かけて息を吸い、4秒息を止め、8秒かけてゆっくり鼻から息を吐き出す。これを4、5回くり返します。

このゆったりした呼吸をくり返すことで副交感神経が優位になり、少しずつ気持ちがリラックスしてきます。

また、呼吸もセロトニンを増やすリズム運動になります。

私は毎朝、太陽の光を浴びながら、4・4・8呼吸法で深呼吸。日光とリズム運動との相乗効果で、幸せな気分で一日をスタートできます。

また、この呼吸法はイライラしそうなときにもおすすめです。

更年期でイライラの症状が強かった頃、「深呼吸するといいよ」とアドバイスされたこともありましたが、当時の私は呼吸が浅く、うまく深呼吸ができませんでした。

でも、この呼吸法を試してみたところ、深呼吸がしやすくなりました。

鼻呼吸であること、また、途中で息を止めることで、浅い呼吸で大量に放出されて不足していた二酸化炭素濃度を正常に戻せるからだそうです。リズムがあるのも、やりやすいポイントかもしれません。

イライラして怒りが爆発しそうなときにこの呼吸法を意識して深呼吸。すると、怒りの感情がゆっくりと少しずつ、でも確実におさまってきます。

▼自然の中で過ごす

脳を整えるためには、自然の中で過ごすことも効果があります。

日常生活では、情報過多になって脳に負荷がかかり、脳が疲労しやすくなっています。自然の中で過ごすことにより過度な刺激から解放され、脳はリラックスし、注意力や集中力が回復するといわれています。

これは科学的にも証明されており、自然の音や景色が副交感神経を活性化させ、ストレスホルモンの減少にも効果があるそうです。

「身体へのアプローチ2」でも出てきたウォーキングを一緒に行なうといいですよね。

遠出ができなくても、近所のお気に入りの公園を歩いてみる。そんな習慣をもつことで、脳を整えることができ、心のよい状態が保てるようになります。

心のセルフケア――ステップ2　思考ぐせに気づく

▼やりたくないことリストをつくる

思考ぐせは無意識なので気づくのは難しいもの。でも意外なところに隠れていることがあります。それが、この「やりたくないことリスト」です。

やり方は次の通りです。

①やりたくないことを書き出す（10～15分）

「家事が苦手」「満員電車で通勤するのが嫌」「ゴミ出しが面倒」など、やりたくないことをリストアップして書き出します。

②リストを細分化する

たとえば、家事が苦手な場合。その中でもとくに嫌なのは何か→掃除→年末の大掃除

↓エアコンのフィルター掃除……。このように細かくしていきます。

③細分化したものを一つやめてみる

「エアコンのフィルター掃除が嫌」とわかったら、それをやめられる方法を考える。

たとえば、エアコンのフィルター掃除をしない↓「業者にお願いする」など。


更年期不調前の私は、家事や子育ては、基本すべて自分でやらなきゃと思っていました。「仕事も家事も子育ても手を抜かない私」が好きと思いこんでいたところもあります。

でも、やりたくないことリストをつくったときに、「毎日の食事の準備が嫌」という項目が出てきたのです。もう少し分解していくと、「夕ご飯をつくったあとの片づけが嫌」や、「メニューを毎日考えるのが面倒」など。

「仕事をしていても、家事は母親がやるべき」といった「べき・ねば」の思考ぐせにとらわれて行動している自分に気づいたのです。


さらに、私は心の奥底で、夫とチームのような家族をつくりたいと感じていました。

でも、家事や子育てを私がすべてやることで、チームになりきれていない不満があったのです。

これに気づいた私は、夫と話し合い、家事を分解して、家事が苦手な夫でも、できることから少しずつお願いすることにしました。

また、子育てに関しても、保護者会への参加や息子のサッカーのサポートなどをお願いしました。その結果、夫も家事がずいぶんできるようになり、子育てにも楽しく参加してくれるようになったため、家族がチームであると感じる時間が増えました。

このように、やりたくないことリストは、単に思考ぐせに気づかせてくれるだけでなく、**心の中で望んでいることに気づくきっかけ**にもなるのです。

さらに、嫌なことを一つやめると、スッキリした気分も味わえます。また、**自分で決めてやめられたことで、自己決定感が上がり、自分への自信にもつながります。**

簡単にできて、いいことずくめの「やりたくないことリスト」。

ぜひ、試してみてください。

心のセルフケア――ステップ3　思考ぐせを変化させる

▼更年期不調を強く感じやすい人の特徴

私がお会いしてきた更年期不調を強く感じる人たちには、ある特徴があります。

「完璧主義」「頑張り屋（他人のためについやりすぎてしまう）」「真面目」「人にお願いするのが苦手（自分でついやってしまう）」――このような人が多いのです。

しかも、「私なんてまだまだ」や「たいしたことないです」と、とても謙虚で自分に厳しいという特徴もあると感じました。

完璧主義ゆえに、たとえ十分できていても、自分自身のことを「認めたり」「ほめたり」するのがとても苦手なのです。

そのため更年期の不調時に、いままでと同じようにできないため、この特徴が裏目に出て、つい自分を責めてしまい、ストレス過多になってしまうことも。

そういう人におすすめしたいのが、次に紹介する**「心《ここ》トレ」**です。

▼自分に自信を取り戻す「心《ここ》トレ」

①私ほめワーク

1日の終わりに5分だけ時間をとって、その日に「できたこと」を思い返し、3個書き出してみましょう。アメリカの心理学者・セリグマン博士が提唱している〝**スリー・グッド・シングス**〟です。

「朝、出かける前にお花に水をあげた」「忙しかったのに、家族が好きな夕飯をつくれた」など、どんな小さなことでもOK。

ただし、ルールを二つもうけています。

○行動したことを書く

○毎日違うことを書く

「脳のしくみ、習慣化の学び」の項でも触れましたが、脳は同時に異なる二つのことに意識を向けるのが苦手です。つまり、情報の中から重要だと判断したものに集中しますから、**自分が「できたこと」に意識を向けることで、「できなかったこと」を考える時間を減らす**ことができるのです。

これを続けることで、自然とプラス思考へと変化していきます。

まずは1カ月、続けてみてください。1カ月後には、90個のできたことを見つけられるでしょう。**自分への自信を取り戻すきっかけ**にもなるはずです。

②周りほめワーク

毎日、身近な人の行動で感謝したいことを3個書き出します。

たとえば、「夫がゴミ出しをしてくれた」「職場のAさんが、感じよく挨拶《あいさつ》してくれて、朝からいい気分になった」など。

ルールは、「私ほめワーク」と同じです。

○行動してくれたことを書く

○毎日違うことを書く

できるだけ、毎日会う人に対して行なうのがおすすめです。

同じ人たちへの感謝をくり返すことで、その人のさまざまないい面を発見すると同時に、より深い感謝の気持ちが芽生えます。

身近な人への感謝を通じて得られる「いいこと」は、大きく二つあります。

まず、**感謝することで、その人のこれまで気がつかなかったいいところを発見できること**です。これにより、その人との関係がよくなります。

次に、**自己理解につながることです。**他人の中に発見できるよい点は、じつは自分自身にも存在しています。自分の価値観にないものは、他人の中にあっても見つけられないからです。

このワークによって、お互いの関係がよくなるだけでなく、自己理解も進むのです。さらに感謝にフォーカスすることで、「ありがたいなあ」と感じる時間が増えるため、日常的に気分よく過ごせる時間が増えていきます。

③よく使う言葉を変化させて使ってみる

人に何かをしてもらったときに「すみません」とつい言っていませんか？

私もそうでした。

たとえば、エレベーターの扉をあけてくれたら「すみません」。席を譲ってくれたら「すみません」……。

何かをしてもらったら「すみません」ではなく、「ありがとう」と言ってみましょう。

「すみません」以外にも、たとえばこんな変換はどうでしょう?

- **「疲れた」→「よく頑張った」**
- **「どうせ無理」→「やるだけやってみよう」**
- **「面倒くさい」→「面倒だからちゃっちゃっと終わらせよう」**

このように、普段何気なく使っている言葉の言いまわしを換え、前向きなワードで終わらせるようにします。

これらの言い換えは「リフレーミング」と呼ばれており、ただの言葉遊びではなく、**実際にあなたの思考ぐせに影響を与えます。**自分の発した言葉を最初に聞くのはあなた自身なのですから。

ネガティブな感情は誰にでもあるもの。

そのネガティブな気持ちを完全に否定するのではなく、表現をポジティブに換えることで、脳がプラス思考に焦点をあてる時間を増やしていくのです。

これらの小さな習慣が積み重なり、プラス思考が自然と身につくことで、更年期の気

持ちのゆらぎを、小さくしてくれる効果があります。
あなたも日常で使う言葉を変化させてみましょう。

〈「心《ここ》トレ」のやり方〉
おすすめの組み合わせと順番は、こんな感じです。
①＋③（1カ月）→②＋③（1カ月）→①＋③（1カ月）。
二つは難しいなら、まずは、①のワークからスタートしてみてください。
これが1カ月できたら、次は②のワークを。

毎日できたらもちろんすばらしいですが、なかなか習慣化するのは難しいもの。
もし、途中でできない日があっても大丈夫。そこからやり直しましょう。
7割くらいできたら💮（はなまる）の気持ちで。

また、自分ひとりだけだと続かないという人は、仲間と一緒にやってみるのもいいかもしれません。

私も講座の仲間と一緒にやっています。ほかの人の書き出したものや、会話の中からヒントが見つかることもよくあります。

心もリバウンドする⁉

「心《ここ》トレ」の効果が感じられるようになっても、ストレスの負荷が大きくなると、また心は乱れてきます。

そう、ダイエットと同じように、**心もリバウンドする**のです。

私たちの身体には、体温などを一定の状態に保とうとする機能「ホメオスタシス（生《せい》体恒常性《たいこうじょうせい》）」が備わっています。

ダイエットでせっかくやせてもリバウンドをすることがあるのは、身体が急激な変化を嫌がり、もとの状態に戻ろうとするから。時間をかけて徐々に体重を減らす方法が成功しやすいのは、身体が少しずつ変化に慣れていくからです。

心も同じです。

変化を拒《こば》んで現状を維持しようとする傾向があります。

たとえば、それまでマイナス思考が多かった人が、プラス思考に変換しようとしても、ちょっとうまくいかないことがあると、マイナスの面に目が行く思考ぐせが出てきてしまいます。

でも「心もリバウンドすることがある」とわかっていれば、「もう一度、『心《ここ》トレ』を復活しよう」と冷静に対処できます。

ダイエットでリバウンドしても、すぐに手を打てばさほど苦労をせず体重をもとに戻せるように、心もリバウンドしたら、早めに手を打つことが大事。

私もリバウンドしそうになると「私ほめワーク」を再開します。

感情に波があるのは自然なこと。だから、「いろいろやってせっかく気持ちが上がったのに、また落ちた」といって、がっかりしすぎないことが大事。

上がったり下がったりしながら、**真ん中より少しだけ上の「ちょっとだけご機嫌」**というあたりを目指していけばいいのです。

心のセルフケア――ステップ4　環境を変化させる

▼Must より Will を大切に

ビジネスでキャリアを考える際に使われる「Will-Can-Must」というフレームワーク。

Will　＝やりたいこと
Can　＝できること
Must　＝やるべきこと

これは私たちの日常生活にも応用できる非常に便利なツール。これによって、自分自身のいまの状況を明確にすることができます。

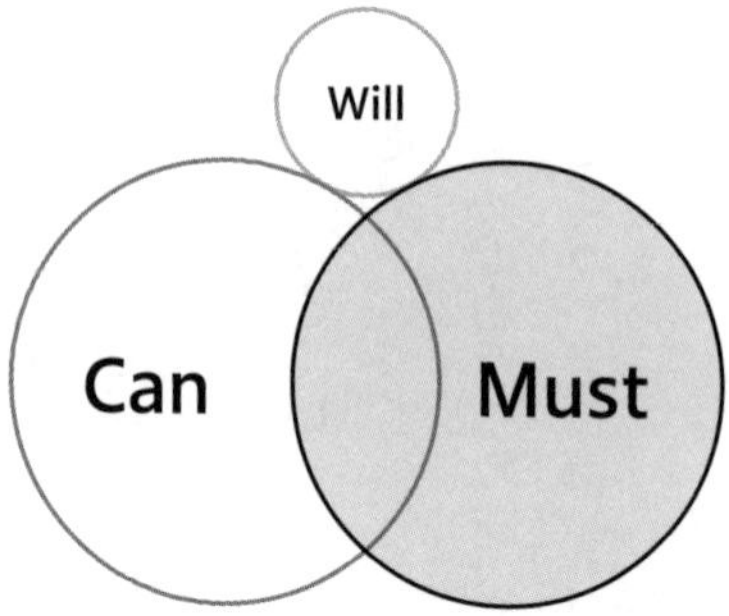

私たちは、しばしば自分の「Will　＝やりたいこと」を

あと回しにしてしまいがち。周囲の期待に応えようとして「Must＝やるべきこと」を優先することが多いのです。これにより、自分でも気づかないうちにストレス過多になっています。

更年期不調の原因の一つに「環境」があります。

自分の置かれた「環境」にMustが増えすぎていないかを確認することは、ストレス過多になりすぎないために、とても大事なことです。

仕事だけでなく、たとえば職場の人間関係、子どもの問題や介護など……。Mustが増えすぎていたら、少しでも減らせる方法はないか、一度考えてみるといいと思います。

そのときに忘れてはならないのは、やはり自分の気質。

思考ぐせから「全部自分がやらなくては」と思っていると、環境を変えるのが難しくなってしまいます。環境というのは、家族や会社など周囲の人も関わることなので、変えられないと思っている人もいます。もちろん、変えにくいこともあります。

でも、一部であれば変えられることがあるかもしれません。

たとえば、**更年期世代でよく話題になる親の介護。**

自分の本心（Will）は置き去りにして、「べき・ねば思考」（Must）に突き動かされ、「子どもは親の面倒を見るべき」「自分がやらねば」という思いこみから、疲れ果ててしまうことも。

介護の問題なら、たとえばケアマネジャーによく相談をしてケアプランをいろいろ考えてもらうなど、自分ひとりで抱えるのではなく、ほかの人にお願いできる方法もあるかもしれません。

これ以外にも、仕事と子育て・家事の両立が大変で、なかなかうまく回らないなら、家事代行をお願いしてみるとか、経済的に難しければもっと安い代替案はないかと調べてみるのもいいでしょう。

仕事であれば、上司や人事に相談することで、異動が実現したり、チーム内でサポート体制ができるなど、何か方法があるかもしれません。

更年期の時期は身体が大きく変化するときです。いままでとは違う負荷があなたにかかっているのです。

Mustにとらわれた「べき・ねば思考」は、更年期不調を重くしていくだけでなく、あなたらしさを失わせてしまうかもしれません。

このように、環境もまた、自分の思考ぐせにひもづいてくることもあります。

だからこそ、まずは自分の気質を理解することが大事。そうすれば、環境を変える手立ても見えてきます。

Column

自己理解はコミュニケーションスキルを高めるのにも有効

「なんでわかってくれないの！」

コミュニケーションによくあるすれ違い。

でも、言葉の受け取り方は人それぞれ。話し手の使う言葉のニュアンスと、聞き手の受け取った言葉のニュアンスとが異なることもよくあります。

ですから、同じ言葉でも、お互いが同じ意味で使っているとは限らないし、同じ意味でも、使う言葉によって伝わり方が違うこともある。

この言葉の受け取り方の違いも、それぞれの素質の違いから生まれることが多いのです。

相手のタイプがわかれば、言葉による誤解を防ぐことができます。また相手のタイプに合わせたコミュニケーションをとれれば良好な関係を築くことも可能。

例として私と夫のケースをお話しします。

更年期不調のどん底期には、家事をめぐって夫と言い合いになることもしばしばありました。あるとき、イライラのピークから、

「私がいま死んだらどうするのっ、困るでしょ！」

と思わず叫んでいました。

当然「困る」と返ってくると思っていたのですが、少し考えた夫が発した言葉は、

「困らない」

……家の中が一瞬シーン。

私の頭の中も、真っ白になりました。

「絶対、死んじゃダメ！　ママが死んだら本当に、本当に、本当に、困る」

そう言って大泣きしながら当時小３の息子が抱きついてきたことで、その場はおさまりました。

ですが、この言葉は私の中でずっとひっかかっていました。

その後、「統計心理学 i-color」で素質について学んでいく中で、ふと、このときの

夫の言葉がよみがえり、もしかしたら夫は違うことを言っていたのではないか、と思いあたりました。

そこで、

「もし、あのとき、『私がいま死んだら悲しい？』と聞いていたら、どんなふうに答えた？」

と尋ねると、すかさず、

「『悲しい』って答えるに決まっているじゃない。きよまりは俺が死んだら悲しくないの？」

そうか！

夫は、i-colorでは、とても合理的で自分で決めたことをやりきるタイプ。また、いろいろな意味で頭の回転が早いタイプです。

これは想像ですが、私が「死んだら困るでしょ」と聞いた瞬間、夫は頭の中で「息子をひとりで育てなくてはいけない。でも、母さんは元気だから、育児・家事のサポートはしてもらえるだろう。毎日買ってきたお弁当や惣菜でも困らないし……」と、速やかにシミュレートして「困らない」という結論を出したのでしょう。

夫の素質がわかれば納得がいきます。

また、このスキルは、息子の中学受験でも役立ちました。

息子はリスクを避けたいタイプで、希望を見て頑張る私と正反対のタイプ。それなのに、よかれと思って、私自身がモチベーションが上がる言葉がけをし、息子のやる気をそいでしまったこともありました。

でも、息子の素質に合わせたコミュニケーションをとれるようになると、彼のやる気を下げることがなくなり、本人が希望する学校に、無事に合格することができたのです。

更年期の学びが、こんなところにも活用できるとは。

自己理解は、他者理解にもつながるため、いろいろな形で生かせるんだなと感じています。

エピローグ

更年期をどう過ごすかで「これからの自分」が変わる！

更年期って、なんだか「自分探し」みたい!?

ここまで読んでくださり、ありがとうございます。

原因がわからず翻弄され、ジタバタした更年期初期の時代から、どのようにして更年期の不調を乗りこなせるようになったのか。

私の体験談から**「更年期不調を改善するのって、自分探しみたい」**と感じられた方も多いかもしれません。

まさに、その通りです！

更年期を乗りこなすスキルは「知識」と「心身のセルフケア」。心のケアのためには自分の「トリセツ（取扱説明書）」を手にいれる必要があります。

これが、自分探しにもつながるのです。

私は、２０２３年から「Life for me ～更年期講座～」という40代以上の女性を対象にした、更年期を乗りこなすスキルを身につける講座を開催しています。

「Life for me」とは、「私の人生」。

この講座では更年期の知識、対処法、身体と心のセルフケア、習慣化を学ぶと同時に、自分の価値観を言語化し、自分の「トリセツ」をつくり、行動を変えていくサポートを行なっています。

この本の中で紹介している対処法も、じつはこの講座の中で実践しているものです。受講した方々がおっしゃるのは、**体調が整っただけでなく、自分を再発見でき、自分らしく生きられるようになった**ということ。自分の人生を自分の手に取り戻し、未来がつくれるようになったと言われる方もいます。

ここで講座の卒業生のお二人の話をさせてください。

身体と心に向き合って「本来の自分」に気づいた二人

55歳のまさこさんは、夫と社会人の息子と大学4年生の娘の四人家族です。

講座で自分と向き合ったことをきっかけに、十数年のパートから正社員へとキャリアアップしました。

そんな彼女が、最初に不調を感じたのは47歳のとき。生理が2カ月間止まらず、不調を感じ婦人科を受診したそうです。ところが女性ホルモン数値が更年期のレベルにまで下がっていなかったため、更年期とは診断されませんでした。

その後、次第にホットフラッシュや指の痛み、倦怠感、不眠、頭痛などにも悩まされるようになり、52歳のとき再度婦人科を受診。すると女性ホルモン数値が低下しており、更年期による不調と診断されました。

ホルモン補充療法でホットフラッシュや指の痛みは軽減されたものの、その他の症状にはあまり改善が見られなかったそうです。

「更年期だし不調を感じるのは仕方がない」とあきらめていましたが、身体と心のセルフケアをすることで改善の可能性があると知り、講座を受講。

印象的だったのは、「私ほめワーク」で、「仕事で疲れていたけど、家族のために夕ご飯をつくった」と書き出したあと、「こんな当たり前のことをほめていたら、自分がダメになってしまう気がするんです」という言葉。

彼女は周囲や家族のためについつい自分のことは二の次にして頑張ってしまうところがありましたが、その自覚がありませんでした。

「私ほめワーク」で言葉にしてみて、彼女自身、はじめて自分に対しては厳しい一面があることに気づいたそうです。

また、「やりたくないことリスト」では、家族の健康管理はしたいけれど、夕ご飯を毎日つくるのはやりたくないという気づきもありました。

このような気づきを通して、**自分がいま大事にしたいのは、学びの時間であり、そのためには、まず自身の体調を整えることが不可欠である**ことを実感したそうです。

そんな彼女がまず見直したのは**睡眠時間**。仕事を終え帰宅してから家事をすべて自分でやっていたため必然的に睡眠時間が削られていたのです。

そこで家事の一部を家族に協力依頼して、十分な睡眠時間を確保すると同時に、朝のウォーキングなど自律神経を整える習慣をスタート。

結果、睡眠の量と質が改善し、倦怠感や頭痛などが軽減されていきました。それにより自分の学びの時間ももてるように。

すると、ちょうどそのタイミングで彼女のもとに正社員のオファーが。更年期講座での学びで、「自分の価値観」を理解した彼女は、正社員になるにあたり、先に仕事をやめる基準（「残業が多すぎて睡眠時間や自分の時間がとれなくなること」「ストレスのかかる人間関係があること」）を決めたうえで、チャレンジすることにしたそうです。

「以前だったら、やりすぎてしまう自分が怖くて、この機会を受け入れられなかったかもしれません。でも事前にやめるときの基準を決めることで、私は自分を大事にしながらチャレンジできると自信がもてました」と語ってくれました。

現在は、ホルモン補充療法もうまく活用しながら、家族の協力ももらいつつ更年期不調を上手に乗りこなし、新しい環境で活躍しています。

ようこさんは、44歳のキャリアウーマン。夫と小2の娘の三人家族です。

彼女もまた、40歳を過ぎたあたりから頭痛やめまい、倦怠感、感情がうまくコントロールできない、不眠や時々悪夢を見るなど、さまざまな不調を抱えていました。

いままで仕事でキャリアを築いてきた彼女にとって、体調不良だけでなく感情のコントロールができないことが、人間関係や仕事にも悪影響を与え、つらい状況でした。

その状況をなんとかしたいと思い、講座を受講されました。

彼女の場合、更年期について学び、いまいちばんつらいと感じている不調に自身の「気質」が影響していたことを理解できたときは、納得感を得たといいます。

そこで取り組んだのが「心《ここ》トレ」です。

最初の変化は、毎日の「私ほめワーク」。

このワークを通じて、自分が日々頑張っていることを認められるようになったこと。

結果、気持ちも安定するようになり、家族をはじめ周りの人とも以前のように接することができるようになったのです。そのようにして自分への信頼が戻ってきました。

また、「やりたくないことリスト」の作成は、自分の思考ぐせに気づけただけでなく、好きなことを思い出すきっかけともなりました。

子どもが小さかったこともあり、仕事以外の時間を家族優先にしていた数年間。そのことに気づいた彼女は、自分の好きなことを楽しむ時間も大切にしようと決めました。

そこで機会を見つけては美術館でアートを楽しむなど、自分の心を満たすひとり時間をもつようにしました。

また、「価値観ワーク」によって自分自身のやりたいことが次第にクリアになり、「自分に裁量があり、ある程度時間に自由があること」「コンテンツを形にできること」「人の役に立っていると実感できること」など、仕事をしていくうえで、大事にしたいことが整理されました。

そのようにして自分の不調の原因を理解し、心身ともに整えるセルフケアを行ない、

「自分を楽しませる」行動を増やしていくうちに、体調にも変化を感じられるようになってきました。

すると次第に、「仕事でももっと自分らしい働き方をしたい」という思いが強まってきたようです。講座卒業後、彼女は転職を決意しました。

自分の価値観を言語化し、心身のメンテナンスのための小さな習慣の積み重ねによって、自分への信頼を取り戻し、新しい環境に自信をもって飛び込むことができたのです。

「自分の心身の健康がキャリアの基盤であることを十分に理解しています。自分のやりたいことが転職先では実現できそうなので、自分を大事にしながら頑張れそうです」と語ってくれました。

「うまくいかない自分」を責めていませんか？

先の二人のケースを聞いて、どう感じられたでしょうか？

自分にも同じようなところがある！　と思った方もいらっしゃるかもしれません。

私自身も当初、出口の見えない更年期の不調をなんとかしたいと考え、薬や代替療法など、さまざまなことを試しました。

でも、セルフケアや規則正しい生活（睡眠・運動・食事）、環境、心にも対処が必要だという知識がなかったため、日常の生活や思考ぐせはそのままで、とにかく不調を解消する特効薬なるものを探す日々でした。

そして、私は更年期不調の自分を責め続けていました。

「なぜできないの？」

「早くもとのように戻らなければ」

このように自分に厳しい言葉をかけ続けていたのです。

更年期の不調は、身体の大きな変化です。以前のようにできないのは当然のこと。

それにもかかわらず、更年期前の自分を基準にして、同じことを自分に課そうとしていたのです。

そんな中、更年期の学びを始め、更年期不調の原因を理解し、「心《ここ》トレ」などのワークを通じて「不調の自分」を受け入れることができたとき、自身の状況が正しく認識できるようになりました。

そして「ああ、本当に私の身体は頑張ってるんだ」と自分を抱きしめたくなる気持ちがわき上がってきました。

いまあなたが更年期の不調に苦しんでいるとしたら、あなたの身体も「大きな変化」になんとか対応しようと必死に頑張っているのです。その身体に厳しくしていませんか。

更年期不調の自分を受け入れ、身体と心を整え、自分の価値観を理解し、思考ぐせを見直す。それができるようになると、更年期不調を乗りこなせるようになるだけでなく、これまで抱えていたいまのあなたに**「必要ないもの」**が見えてきます。

そしてそれらを手放せば、もっと自分の身体にやさしくできるようになるはずです。

更年期を経て得られる宝物

講座や企業研修で、

「更年期の不調改善は、更年期を受け入れることから始まります」

とお話をすると、

「それは、やりたいことをあきらめるということですか?」

と言われることがありますが、違います。


不調でいままで通りやれなくても、更年期を乗りこなすスキルで自分自身の理解が進み、やりたくないことをやめることができるため、**結果的にやりたいことができるようになる**のです。

私は、更年期不調に翻弄され、悩み、解決していく過程で、自分自身をあらためて知ることで、たくさんの力を身につけることができました。

たとえば、

「心と身体をコントロールできる力」

「心のレジリエンス力[※]」（※レジリエンス＝困難にぶつかってもしなやかに回復し、乗り越える力）

「自分の大事なものに気づく力」

「大事なもの以外は手放す力」

「自分を信じる力」……。

更年期に向き合うことで、これらの力を得られると考えれば、「更年期って大変」と感じる不安も少し減るかもしれません。

ただ、まだまだ更年期の対処法が知られていないのが現状です。これまで通りにいかない自分に「どうしちゃったんだろう、私」と、戸惑ったり悩んだりする。そういう女性は少なくないと思います。

キャリアを重ね、家事や子育て、介護、趣味などのプライベートも一生懸命。公私ともに頑張り屋の女性たちが、女性ホルモンの大きな変化に巻き込まれ、自分自身に自信をなくしていく……。

それは、もったいなさすぎますよね。

そんな思いが、いまの更年期の女性たちをサポートする企業研修や個人講座につながっています。


私自身も、更年期を学び、更年期を乗りこなすスキルを身につけたことで、自分の身体と心を大事にしながら家族との時間もとり、やりたいことができるようになりました。

自分の気質を知ったおかげで、自分自身がどんなことを大事にしていきたいのかも理解し、それ以外のことをやめるという判断ができるようになりました。

更年期不調に向き合っていなければ、いまの私は存在していなかったと感じています。


更年期は、女性の人生にとってじつは重要なターニングポイント。

これまでの人生の前半は、私たちは気づかぬうちに、女性ホルモンによってたくさんの恩恵を受けてきました。

肌にうるおいを与えたり、自律神経のバランスを整えたり、骨や血管を丈夫にしたりという女性ホルモンの多彩な働きによって、健康や美しさを守られながら生きてきました。けれど、そのお守りがなくなる人生の後半は、これまでと同じようにはいかなくなります。

更年期はそのスイッチングの時期。

更年期には、ゆらぎながら大きく減少していく女性ホルモンに呼応するように変化していく自分自身と、否《いや》が応でも向き合わされることになります。さらに年代的にライフステージやキャリアが変わるなど、環境的にも大きく変化する時期でもあります。

身体のこと。心のこと。つまり、**更年期と向き合うプロセスは、必然的に自分と向き合うことになる**のです。

更年期不調を乗りこなすとは、単に身体を整え、不調をなくすことではありません。**自分と向き合い、変化を受け入れ、本来の自分を取り戻していく。**

そのプロセスは、すべて「私の人生」を生きる力につながります。

更年期は自分を再構築するための時間でもあるのです。

人生100年時代において、更年期というのはちょうど人生の折り返し地点。

これまで過ごしてきた長さと同じだけの人生がいまの私たちにはあります。

だからこそ、この時期に一度立ち止まり、自分の人生を見直す時間は大事だと思いませんか。

一般的に「更年期」後の女性は、一時的に男性ホルモンが優位になるため、元気いっぱいで活動的になる「黄金期」に入るといわれます。ということは、誰もが更年期を経て、ますます輝ける可能性があるということ。

ただ、実際には更年期をきっかけにますます自分らしく輝く人と、輝ききれない人とがいます。

ある婦人科の先生は著書の中で「更年期の身体の変化に抵抗するか、それとも受け入れるかで、生き方が変わります」というようなことを書いていました。

それはつまり、女性ホルモンによって守られていた「いままでの自分」から、**自分自身で自分の人生をつくっていく「これからの自分」**へと、スイッチングできるかできないかの違いではないでしょうか。

更年期は、いままでたくさんの周囲の期待に応え、頑張ってきた女性たちが、自分自身を見つめ直し、**本来の自分らしさへとスイッチングするタイミング**なのです。

「いまがつらすぎて、そんな先のことまで考えられない」

本書を読んでくださっている方の中には、更年期の重い症状に悩まされて、そのように思われる方もいらっしゃると思います。

ですが、その大きな不調の波を乗りこなすスキルはあるのです。

そして、そのスキルは「自分らしく生きられる力」を育むもの。

この先の人生を快適に生きていくために必要なものなのです。

そして最後に

この本は私自身の体験がベースとなっています。本の中で自分の実体験を語ることは、「自分自身」をさらけ出すことでもあり、とても勇気が必要でした。

それでも書くことにしたのは、私の体験をお伝えすることで、読まれた方がご自身の不調に気づくきっかけとなり、早めに対処することで、ひとりでも多くの方が自分らしく生きられるようになってほしい。そんな想いがあったからです。

女性は人生の大半において女性ホルモンの影響を受け、身体や心が大きく揺さぶられます。月経、不妊、妊娠、出産、そして更年期。こうしたホルモンの波は誰にでも訪れますが、私たちにとってあまりにも日常的であるため、その変化に気づきにくいのです。

だからこそ、自分の身体と心にもっと意識を向けることが大切です。

私の友人が更年期についてこう言いました。

「私たちは変化するのではなく、更年期を通じて自分自身を生きられるようになるのね」

エピローグの冒頭にも書きましたが、「Life for me」とは、「私の人生」。

私の人生は私のもの。当たり前のことと思われるかもしれません。

でも、知らず知らずのうちに誰かの期待に応えようとしすぎて忘れてしまっているかもしれません。

「私の人生」を思い出すには、自分自身と向き合う時間がどうしても必要です。

更年期がまさに、その時間なのではないでしょうか。

自身の更年期の時期、そしてこの更年期の大切さを伝えていきたいと決意してから、公私ともに多くの人が寄り添い、励まし、応援してくれました。

友人や先輩・後輩、医師や医療のプロの方々、講座の仲間、帝京平成大学教授の馬場さん、リクルートの西村さん、はぴきゃりの金沢さん・土屋さん、マイライフデザインプログラムの本間さん・河村さん、グループコーチングほか学び仲間の皆さん、インタビューを受けてくださった方々、企業研修のお客様……。ここでは書ききれないほどです。

皆さんがいてくれたからこそ、いまの私があります。この場を借りて心より感謝申し上げます。

また、本書を形にするにあたり解説をご執筆くださった東京女子医科大学附属東洋医学研究所所長の木村容子先生、素敵なマンガを描いてくださったヤマサキミノリさん、出版にかかわってくださった多くの方々に深く御礼申し上げます。

そして、何より、更年期の不調のまっただ中で、常に寄り添い支えてくれた夫と息子に、心から感謝したいと思います。本当にありがとう。

すべての女性が通る更年期。でも、更年期には必ず終わりがきます。

更年期を乗りこなすスキルは、これからの人生をよりあなたらしく生きるためのスキルにつながります。

あなたなら、きっと大丈夫。大丈夫です。

このゆらぎを受け入れ、「Life for me」を生きる仲間として、一緒に歩んでいけたらうれしく思います。

解説

更年期症状は、治すものではなくケア（対処）するもの本書は、更年期の過ごし方がいかに大切かを伝えてくれています

東京女子医科大学附属
東洋医学研究所所長・教授
木村容子

更年期の本はいろいろ出版されていますが、どれを読んでもしっくりこない、という患者さんが多くいらっしゃいます。それはなぜでしょうか。

更年期症状の原因が女性ホルモンの減少だけでしたら、みな同じような症状となるのでしょうが、実際は百人百様です。ホットフラッシュがひどい人もいれば、イライラやうつうつなど気分のムラが大きくなったり、やたらと疲れやすくなったりと、症状は人によってさまざまです。なかには、症状にまったく気づいていない人までいます。

更年期を迎えると、それまで自律神経の働きに問題がなかった人でも、女性ホルモンが減少して、気づかないうちに自律神経のバランスが乱れやすくなります。

私はこの状態を「火山の地下に潜《ひそ》むマグマ」にたとえて〝更年期のマグマ〟と患者さんに説明しています。

普段は更年期の症状を感じていなくても、身体の中にはホルモンの乱れや心身のアンバランスによる〝更年期のマグマ〟があります。

この〝更年期のマグマ〟を刺激しないように、自分自身のケアをしなければならないのですが、更年期の頃は親の介護や子どもの進学などに翻弄され、自分のケアがあと回しになってしまいがちです。仕事でも責任ある地位となり、体力的負担や精神的ストレスから自律神経の働きが乱れると、これが引き金となって、〝更年期のマグマ〟が噴き出してしまいます。

そうならないために、自分を取り巻く生活環境、気候や季節の変化など、自律神経の働きを乱す要因に対する細やかな対処が求められます。

食事、便通、睡眠が不規則になると自律神経の働きも乱れるため、更年期症状がひどくなりやすくなります。とくに、寝不足は要注意です。

更年期は、50歳頃に訪れる閉経を挟む45歳頃から55歳頃までのおよそ10年間とされています。

しかし、45歳になって「はい、更年期が始まりました」というはっきりとした線引きがあるのではなく、30歳台後半頃から「あれ、これまでと何かが違う」と、漠然とした違和感を覚えるようになり、徐々に心身の変化があらわれてきます。このため、40歳台前半までのプレ更年期から、生活習慣の見直しや体調管理を心がける必要があります。

漢方医学では、2000年前から女性の身体は7年ごとに節目があり、28歳で身体や性機能がピークとなり、以後、35歳で容姿が衰え始め、42歳で白髪が目立つようになり、49歳で閉経になると考えられています。

すなわち、30歳以降は、速度に個人差があるものの、誰しも身体は弱っていきます。

しかし、著者の清永さんのように、朝早くから夜遅くまで働くことのできる元気で体力のある「頑張り屋さん」であるほど、加齢に伴う身体の変化に向き合うことが難しい場合があります。実際、清永さんは、「更年期が原因とわかったんだから、その治療をすればすぐ治るだろう」（60ページ）と考えて、ますます頑張ってしまい、症状を悪化させてしまいます。

また、漢方医学では、生命活動を営《いとな》むエネルギーを「気《き》」と呼びます。「いまの自分」と向き合うことが難しい患者さんには、エネルギー（気）の総量をボールにたとえてお話ししています。

エネルギー・ボールの大きさには、生まれつき個人差があり、体力のある人は大きなボール、一方、疲れやすく体力のない人は小さなボールで生まれたといえます。

そして、女性は28歳をピークに誰でもエネルギー・ボールの大きさは小さくなります。40歳を過ぎると、ホルモンバランスの変化や自律神経の乱れが生じて、これらに対しても無意識のうちにエネルギー（気）が使われるようになります。

残ったエネルギーは少なくなりますので、同じことをしていても疲れやすくなる、ということになります。

清永さんは、生まれつき大きなエネルギー・ボールだったため、多くの人が身体の違和感を覚えるプレ更年期の時期も元気な状態で過ごすことができたのかと思います。自身の起業や息子さんの入学、親の急死などいろいろなストレスが重なった40歳台後半になって、〝更年期のマグマ〟が噴火した状況になったのでしょう。

生まれつきのエネルギー・ボールが大きかったことで、体調の変化を自覚することがほかの人より遅かったようです。

本来、プレ更年期から徐々に体調に気を遣うところが、その必要を感じてこなかったため、「風邪と同じような感覚で、治療すればすぐに調子もよくなるだろう、そう思ったのです」（26ページ）と、10年かけて身体が変化する更年期症状を「風邪と同じような感覚」と思ってしまったのです。

このような体力のある頑張り屋さんは、「こんなはずではない」と、これまでの自分に戻そうと頑張りすぎることがあります。頑張り屋さんであるがゆえに、いつまでも28歳の身体のピークが続くかのような錯覚にとらわれて、自分のエネルギー・ボールが小さくなっていることに気づかず、深刻な悪循環に陥るのです。

漢方治療は、まず自分の状態に合った生活の仕方（養生）を行ない、その養生で足りない部分に漢方治療や鍼灸施術をするという考え方であるため、自分の状態に合った養生ができていないと、漢方治療の効果も乏《とぼ》しくなります。

頑張り屋さんは、「もっと頑張る」ではなく、「優先順位をつけて力を抜く」という養生が重要になります。

40歳以降は、20歳台や30歳台よりも体力はないぶん、それまでの経験をもとに「力を抜く」ということで、小さくなったエネルギー・ボールを最大限に活用して、生活の質を保つことができます。その意味では、40歳以降は「休養」も戦略的な更年期のメンテナンスになります。

本書は、更年期の養生がいかに大切であるかを、著者の体験にもとづいて、説得力のある言葉でていねいに読者に伝えようとしています。

更年期症状は「治すもの」ではなく「ケア（対処）するもの」です。更年期を受け入れ、自分らしさを取り戻していった過程は、「更年期の不調の原因を理解し、原因に合わせて対処していくことで、私自身が不調を乗りこなせるようになっていきました」

（110ページ）と表現されています。

「優先順位をつけて力を抜く」といった養生ができるようになると、更年期不調が改善するだけでなく、その後の老化に伴う症状に対しても上手に対処できるようになります。

漢方医学では、婦人にみられる更年期障害類似の自律神経症候群を、「血《ち》の道症《みちしょう》」と呼ぶことがあります。疲労感、熱感、不眠、冷え、頭痛、めまい、腰痛など多彩な症状がみられます。若年期、中年期、更年期、老年期の血の道症があり、更年期障害は更年期血の道症にあたると考えられます。

人生100年時代では、老年期の血の道症も珍しくなくなることでしょう。読者の皆さんには、漢方の知恵を活かして、更年期だけでなく老年期血の道症をも克服することで、自分らしく豊かな人生をお送りいただけるよう祈念してやみません。

本書は、つらい更年期を経験した患者さんの目線で、わかりやすく共感できる言葉で綴《つづ》られています。きっと、同じ悩みを抱える多くの女性のお役に立てるものと信じています。

〈参考文献他〉

『女性医学ガイドブック 更年期医療編 2019年度版』（日本女性医学学会編集、金原出版）

『女性医学ガイドブック 更年期医療編 2014年度版』（日本女性医学学会編集、金原出版）、『女性の更年期症状緩和のための認知行動療法』（シェリル M. グリーン博士著、ランディ E. マッケイブ博士著、クラウディオ N. ソアレス医学博士著、髙橋眞理監訳、サイオ出版）

『女40歳からの「不調」を感じたら読む本』（木村容子著、静山社文庫）

『漢方の知恵でポジティブ・エイジング』（木村容子著、NHK出版生活人新書）

『養生訓』（貝原益軒著、松田道雄訳、中公文庫）

『精神科医が教える ストレスフリー超大全』（樺沢紫苑著、ダイヤモンド社）

『更年期、私のトリセツ』（対馬ルリ子監修、つちや書店）

『大丈夫だよ 女性ホルモンと人生のお話111』（高尾美穂著、講談社）

『はじめまして更年期』（永田京子著、青春出版社）

『ハーバード＆ソルボンヌ大学 根来教授の超呼吸法』（根来秀行著、KADOKAWA）

『熟睡者』（クリスティアン・ベネディクト著、ミンナ・トゥーンベリエル著、鈴木ファストアーベント理恵訳、サンマーク出版

・公益社団法人女性の健康とメノポーズ協会
・株式会社マジックランプ
・株式会社はぴきゃり
・ライフデザインプログラム講座
・メンタルファウンデーション講座

東京女子医科大学 附属東洋医学研究所
https://www.twmu.ac.jp/hospital/IOM/

やすらぎの里
https://y-sato.com/

FUMI鍼灸院
https://fumishinkyu.com/

カウンセリングのハートコンシェルジュ（株）
https://heartc.com/

この不調《ふちょう》、ぜんぶ更年期《こうねんき》のせいだったの!?

著　者——清永真理子（きよなが・まりこ）
解説者——木村容子（きむら・ようこ）
発行者——押鐘太陽
発行所——株式会社三笠書房
〒102-0072 東京都千代田区飯田橋3-3-1
https://www.mikasashobo.co.jp
印　刷——誠宏印刷
製　本——若林製本工場
ISBN978-4-8379-4017-3 C0030